高等院校医药护理类规划

TASK-ORIENTED EXPERIMENT COURSE OF FUNDAMENTAL NURSING

任务导向的基础护理实验教程

主　　编　　吴永琴

副主编　　余昌妹　傅　静

主　　审　　姜丽萍（温州医学院护理学院）

编　　者　　（按姓氏笔画排序）

　　　　　　朱晓玲（温州医学院护理学院）

　　　　　　许芳芳（温州医学院护理学院）

　　　　　　许虹波（温州医学院护理学院）

　　　　　　杨晔琴（温州医学院护理学院）

　　　　　　吴永琴（温州医学院护理学院）

　　　　　　余昌妹（温州医学院护理学院）

　　　　　　陈　军（温州医学院护理学院）

　　　　　　陈　丽（泸州医学院护理学院）

　　　　　　傅　静（泸州医学院护理学院）

　　　　　　鞠　梅（泸州医学院护理学院）

编委秘书　　杨晔琴

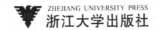

ZHEJIANG UNIVERSITY PRESS
浙江大学出版社

前　言

基础护理操作技能是护士必须具备的执业能力,在《基础护理学》教学过程中实验教学占有极其重要的地位。为了克服传统实验教学中"以教师为主、学生被动学习"的弊端,本书按照"以能力为本位,以职业实践为主线,以项目课程为主体的模块化专业课程体系"的总体设计要求,紧紧围绕临床护理工作任务完成的需要来选择和组织课程内容,突出任务与知识的联系,让学生在完成护理职业任务的过程中,主动学习和掌握基础护理操作技能,并产生完成任务的成就感。

全书是以人卫版《基础护理学》教材为蓝本,以入院护理、舒适护理、无菌与隔离、维持有效呼吸、排泄护理、营养护理、其他护理技术等 7 个项目(包含 26 个模块、53 个护理任务)为载体实施教学,并适当拓展临床知识,以提高学生学习兴趣。全书编写突出"以任务完成为导向"的新教学理念,每个项目围绕"布卢姆(Bloom BS)教育目标分类展示教学目标、案例布置任务、流程图简化记忆步骤、介绍相关理论知识、临床知识链接、拓展与思考"这一编写主线,将基础护理实验教学与临床护理工作紧密联系,并提出相关问题,以启发学生思考,培养学生评判性思维及沟通交流能力,树立学生以人为本的整体护理理念,使其在情境教学中学会分析问题和解决问题。书后附录有"拓展与思考"参考答案、基础护理操作常用物品图片及部分操作评分标准,以备初学者认知或临床考核使用。

本书适用于护理学专业本、专科及中专学生基础护理实验教学,也可作为临床各类医护人员自学、培训或考核的参考用书。

本书编写得到了温州医学院护理学院、泸州医学院护理学院、温州医学院附属第一医院和温州医学院附属第二医院同仁们的大力支持,在此深表感谢。

限于编者能力和水平,书中难免存在不妥之处,敬请广大师生、同行提出宝贵意见。

编　者

2010 年 11 月

目　　录

项目六 营养护理技术

项目七 其他护理技术

项目一　入院护理技术

模块一　患者单位的准备

认知目标

1. 能为不同患者准备合适的床单位,并比较各种铺床法的异同。
2. 能叙述人体力学原理在护理工作中的应用。

情感目标

自觉运用人体力学原理指导自己的护理工作。

动作技能目标

能按需正确准备各种床单位,做到动作协调、熟练、节力,床铺整洁、美观、舒适。

MO NI BING LI LIAN XI

模拟病例练习

任务一　铺备用床

【案例展示】

　　患者张华娟,女,45岁,因"发热1天、咳嗽2天"以"肺炎"收治入院。入院后医嘱给予抗感染、支持等治疗,护理予饮食指导、皮肤护理等,现患者康复准备出院。该患者今日上午9时办好出院手续,现已撤去污被服,并完成床单位的消毒处理。

　　请铺好备用床迎接新患者。

【任务目的】

保持病房清洁、整齐,准备接待新患者。

【任务要求】

1. 用物准备符合操作需要。
2. 以正确的方法铺好备用床。

【操作流程】

自身准备
↓ 仪表，态度，洗手，戴口罩。

用物准备
↓ 床褥、大单（或床罩）、被套、棉胎、枕套、枕芯。

环境准备
↓ 病房内无患者进行治疗或进餐，已通风、清洁。

操作前准备
↓ 用物按照先后顺序叠放于推车上，停放至床尾；
移开床头柜、床旁椅；
检查并根据需要翻转床垫、摆正床褥。

铺大单
↓ 大单正面向上，正中折痕与床中线对齐，展开；
将大单包裹床垫，拉出成直角或斜角塞入床垫下；
先包床头再包床尾，最后将中部大单拉紧塞入床垫；▲
同法铺好对侧大单（若为床罩，则可直接将床罩套于床垫外）。

套被套
↓ 被套头端与床头对齐，正中折痕与床中线对齐，展开；
打开被尾开口，将"S"形折叠的棉胎送入被套内，并打开棉胎一角，套
入被套对应的角内，同法套好棉胎另一角；▲
绑好被尾系带；
被头齐床头，两侧被缘向内折齐床沿，被尾开口向内折齐床尾。

套枕套
↓ 枕芯套入枕套，绑好系带，拍松枕头；
枕套开口背门放置。▲

整理床单位
↓ 移回床头柜、椅；
处置污被服。

洗　手

注："▲"为质量评估关键点。

【综合评价】

1. 操作要求：合理运用人体力学原理，动作节力、熟练、有
条不紊。

2. 结果要求：病床大单平整、无皱褶、中线对齐、四角紧扎、
无虚边虚角；符合实用、耐用、舒适、安全的原则；棉胎边缘与被
套边缘吻合，无虚边，盖被内外平整；枕头平整充实、开口背门；
病室及患者单位环境整洁、美观，见图 1-1。

3. 时间要求：6 分钟。

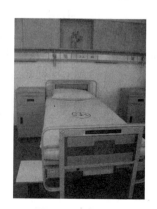

图 1-1　备用床

【任务回放】

请按以上操作步骤为某病区铺一张备用床。

任务二　铺暂空床

【案例展示】

患者吴冰,男,25岁,上腹持续性胀痛伴发热、眼黄5天,肛门停止排气排便,有发热,但体温未测,无恶心、呕吐,门诊拟"肝脓肿?肝癌?肝包虫病?"收住入院。患者在家属的陪同下持医生签发的住院证到住院处办理入院手续,现病房已接到患者入住通知。

请为该患者准备床单位。

【任务目的】

保持病室整洁,供新入院患者或暂时离床活动的患者使用。

【任务要求】

1. 用物准备符合操作需要。

2. 以正确的方法铺好暂空床。

【操作流程】

```
┌─────────────────┐
│   自身准备      │
└─────────────────┘
      仪表,态度,洗手,戴口罩。
┌─────────────────┐
│  操作前准备     │
└─────────────────┘
      移开床旁椅。
┌─────────────────┐
│ 将备用床改为暂空床 │
└─────────────────┘
      将枕头置于被盖下方;
      盖被头端向内折叠1/4,而后"S"形三折于床尾,并与床尾平齐。▲
┌─────────────────┐
│  整理床单位     │
└─────────────────┘
      移回床旁椅。
┌─────────────────┐
│   洗　　手      │
└─────────────────┘
```

注:"▲"为质量评估关键点。

【综合评价】

1. 操作要求:动作节力、熟练。

2. 结果要求:盖被内外平整;病室及床单位整洁、美观;患者上、下床方便,见图1-2。

【任务回放】

请将任务一中铺好的备用床改为暂空床。

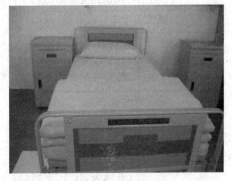

图1-2　暂空床

任务三　铺麻醉床

【案例展示】

患者陈力坚,男,75 岁,因"脑出血"急诊入院后立即在全麻下行血肿清除术,术后收住脑外科 5 床,预计 30 分钟后术毕将送入病房,现 5 床刚完成前一患者出院后的终末消毒。

请为陈力坚准备床单位。

【任务目的】

1. 便于接收和护理麻醉手术后尚未清醒的患者。

2. 保持床铺清洁,不被血液或呕吐物污染。

3. 使患者感到安全、舒适及预防并发症。

【任务要求】

1. 用物准备符合操作需要。

2. 以正确的方法铺好麻醉床。

【操作流程】

```
┌─────────────────┐
│    自身准备      │
└─────────────────┘
        仪表,态度,洗手,戴口罩。
┌─────────────────┐
│    用物准备      │
└─────────────────┘
        床褥、大单、橡胶单、中单、被套、棉胎、枕套、枕芯,麻醉护理盘(治疗巾内：开口
        器、舌钳、吸痰管、通气导管或鼻塞管、平镊、纱布或纸巾;
        治疗巾外:手电筒、弯盘、胶布、护理记录单、笔、棉签、压舌板),心电监护仪(或
        血压计、听诊器),输液架,必要时备吸引器、氧气筒、胃肠减压器、热水袋、毛毯。
┌─────────────────┐
│    环境准备      │
└─────────────────┘
        病房内无患者进行治疗或进餐,已通风、清洁。
┌─────────────────┐
│   操作前准备     │
└─────────────────┘
        用物按照先后顺序叠放于推车上,停放至床尾;
        移开床头柜、床旁椅;
        检查并根据需要翻转床垫、摆正床褥。
┌─────────────────┐
│   铺近侧大单     │
└─────────────────┘
        同备用床。
┌─────────────────┐
│ 铺近侧橡胶单、中单│
└─────────────────┘
        在床头、床中加铺橡胶单、中单,床头橡胶单和中
        单下缘压住中部两单上缘,边缘塞于床垫下。▲
┌──────────────────────┐
│同法铺对侧大单、橡胶单与中单│
└──────────────────────┘
```

```
┌─────────────────────┐
│      套被套          │
└─────────────────────┘
        同备用床要求。折好盖被后,将盖被"S"形三折于病床背门侧。▲
┌─────────────────────┐
│      套枕套          │
└─────────────────────┘
        同备用床要求。套好枕头,将其横立于床头,枕套开口背门。▲
┌─────────────────────┐
│    整理床单位        │
└─────────────────────┘
        移回床头柜、床旁椅;
        麻醉盘放于床头柜上,其他物品按需放置。
┌─────────────────────┐
│    洗　　　手        │
└─────────────────────┘
```

注:"▲"为质量评估关键点。

【综合评价】

1. 操作要求:合理运用人体力学原理,动作节力、熟练、有条不紊。

2. 结果要求:病床符合实用、耐用、舒适、安全的原则,见图1-3。

3. 物品要求:术后患者的护理用物齐全,患者能得到及时的抢救和护理。

4. 时间要求:8分钟。

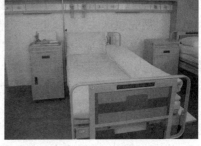

图1-3　麻醉床

【任务回放】

接到住院处电话通知,得知患者张文华行急诊阑尾炎手术后将入住本病房,请为其准备床单位。

模块相关理论点

(一)患者单位准备的意义

患者单位是患者在住院时休息、进食、排泄、活动及治疗的基本生活单位。由于患者大部分时间都在患者单位内活动,护理人员须注意保持患者单位的安全与整洁,提供足够的日常生活活动空间,使患者单位舒适、安全,从而有利于患者康复。

(二)人体力学原理

1. 合理运用杠杆作用

护士在操作过程中,应靠近操作物体,尽量缩短阻力臂,使阻力矩减小,从而达到节力的效果。

2. 扩大身体支撑面

由于支撑面的大小与物体的稳定性成反比,护士在操作时,可两脚分开站立,以扩大身体支撑面,增加稳定性。

3. 减少重力线的偏移

重力线必须通过支撑面才能保持人或物体的稳定性。护士操作时应将操作物尽量靠近身体,使重力线始终位于支撑面内,从而省力且不易倾倒。

4. 降低重心

物体重心越高,稳定性越差。护士在进行低平面的护理操作或拾取地面物体时,可适当降低重心,如:铺床时可将双腿前后分开,同时曲髋屈膝,保持身体稳定性。

5. 使用大肌肉或多肌群

大肌肉或多肌群不易疲劳,可达到更好的效果。因此,护士在操作过程中,尽量使用大肌肉或多肌群。

6. 尽量用最小的肌力做功

在移动物体时,护士尽可能使用推拉取代提或抬,从而使操作节力。

(三)各种铺床法的注意事项

1. 患者进餐或进行治疗时不应铺床。

2. 操作时注意两脚前后分开,两膝稍微弯曲,维持身体平衡,并注意使用肘部的力量拉平大单。遵循先包床头、后包床尾,先铺近侧、后铺远侧,各单中线与床中线对齐的原则。

3. 橡胶单及中单应根据麻醉方式及手术部位铺放,如:腹部手术铺在病床中部,下肢手术铺于床尾;头部的橡胶单和中单的上缘应与床头平齐,下缘应压在中部橡胶单和中单上。若为非全麻手术者,不需加铺头部的橡胶单和中单。

4. 被套中线应与大单中线对齐,棉胎上缘与被套上缘吻合,并使之充实、平整、无虚边。

5. 枕套与枕芯角、线吻合,并充实四角,枕套开口背门放置,使病室美观、整齐。

LIN CHUANG ZHI SHI LIAN JIE

临床知识链接

常用病床介绍

当前临床常用病床种类繁多,各医院根据规模和硬件要求常选用不同功能的病床。常见病床有手摇二折床、手摇三折床、电动三折床、电动翻身床、骨科专用床等。病床材质:床体多为钢制,床头尾板为一体注塑成型,且根据功能分别配备有摇杆系统、护栏、带闸静音脚轮、引流挂钩、输液架插孔、输液架等。

 拓展与思考

1. 患者陈涛,男,45岁,8床。今于全麻下行"胃大部切除术",预计30分钟后回病房,请为该患者准备床单位。

2. 备用床与麻醉床有何区别?

3. 铺麻醉床时枕头为什么要横立于床头?

（朱晓玲）

模块二　测量生命体征

★ 教学目标

认知目标

1. 能比较各种体温测量法的异同,并对不同患者采用合适的测温方法。
2. 能说出测量生命体征的注意事项。

情感目标

1. 在护理工作中始终保持细心、耐心、和蔼的态度。
2. 在测量中始终保持爱伤观念。

动作技能目标

1. 能准确完成各项生命体征的测量,操作连贯、敏捷,患者无不适感。
2. 能正确使用各种常见的体温计、血压计。

MO NI BING LI LIAN XI

模拟病例练习

任务　为患者测量生命体征

【案例展示】

　　患者张芬,女,77岁,因"反复喘息、呼吸困难10余年,加重20天",以"呼吸衰竭"于今日9:30收住入院。现患者精神软,绝对卧床休息,口唇微发绀,诉呼吸费力,活动后更明显,咳嗽,咳少量白色黏痰。

　　请为该患者测量生命体征。

【任务目的】

1. 熟练掌握各种测量体温、脉搏、呼吸、血压的方法。
2. 判断生命体征有无异常。
3. 动态监测生命体征。
4. 协助诊断,为预防、治疗、康复、护理提供依据。

【任务要求】

1. 能正确检查体温计及血压计是否完好。
2. 在护理工作中始终保持爱伤观念。
3. 能与患者有效沟通。
4. 正确完成生命体征的测量。

【操作流程】

```
┌─────────────────────┐
│      自身准备        │
└─────────────────────┘
        │ 仪表，态度，洗手，戴口罩。
┌─────────────────────┐
│      用物准备        │
└─────────────────────┘
        │ 治疗盘、体温计（检查体温计是否完好，水银柱是否在35℃以下▲）、纱
        │ 布或面巾纸、记录本、有秒针的手表、污物杯、血压计（检查血压计橡胶
        │ 管是否老化，水银是否充足，有无漏气等▲）、听诊器。测肛温时备润滑油。
┌─────────────────────┐
│   携用物至患者床旁   │
└─────────────────────┘
        │
┌─────────────────────┐
│      核对、解释      │
└─────────────────────┘
        │
┌─────────────────────┐
│  协助患者取舒适体位  │
└─────────────────────┘
        │
┌─────────────────────┐
│      测量体温        │
└─────────────────────┘
        │ 测口温：置舌下热窝，闭唇用鼻呼吸，嘱患者勿用牙咬，测3分钟；
        │ 测腋温：擦干汗液，置腋窝，协助屈肘过胸夹紧体温计，测7～10分钟；
        │ 测肛温：协助侧卧或平卧，润滑肛管水银端后插入肛门3～4cm，测3分钟；
        │ 读数：取出体温计擦净并读数，将结果告知患者或家属；
        │ 用物处理：将体温计放入污物杯中；
        │ 记录体温。
┌─────────────────────┐
│      测量脉搏        │
└─────────────────────┘
        │ 协助患者手臂放于舒适位置；
        │ 护士食指、中指、无名指指腹轻按于患者桡动脉处▲，计数30秒，测得值乘
        │ 以2即为每分钟脉搏数；
        │ 异常脉搏测量1分钟，脉搏短绌者应由两位护士同时计数脉率和心率1分钟。
┌─────────────────────┐
│      测量呼吸        │
└─────────────────────┘
        │ 保持诊脉状▲，观察患者胸廓的起伏，一起一伏为1次，计数30秒，测得值
        │ 乘以2即为每分钟呼吸次数；
        │ 呼吸异常者计数1分钟；
        │ 记录脉搏、呼吸数值，并告知患者或家属。
┌─────────────────────┐
│      测量血压        │
└─────────────────────┘
        │ 暴露患者上臂，确保上臂和心脏处于同一水平；
        │ 打开水银槽开关，驱尽袖带内空气，将袖带平整缠于上臂中部，其下缘
        │ 应距肘窝上2～3cm处，松紧以能插入一指为宜；
        │ 听诊器置肱动脉搏动处，充气至肱动脉搏动消失后继续打气20～30mmHg，
        │ 慢放气，速度以每秒钟4mmHg为宜，第一音响对应的数字为收缩压，音响
        │ 变弱或消失时对应的数字为舒张压；▲
        │ 取下袖带，取舒适卧位，排尽袖带空气，将血压计倾斜45°，关闭水银槽开
        │ 关，关闭血压计盒；▲
        │ 记录血压值并告知患者或家属。
┌─────────────────────┐
│      用物处理        │
└─────────────────────┘
        │ 体温计、血压计按要求做消毒处理。
┌─────────────────────┐
│    洗手，护理记录    │
└─────────────────────┘
```

【综合评价】

1. 操作要求：操作熟练、正确，测量值精准。

2. 互动较好，具备整体护理能力。

3. 时间要求：5 分钟（不含测体温等待时间）。

【任务回放】

要求学生按以上操作步骤为另一新患者测量生命体征。

MO KUAI XIANG GUAN LI LUN DIAN

模块相关理论点

（一）体温的评估与护理

体温，也称体核温度，是指身体内部胸腔、腹腔和中枢神经的温度。体温调节的基本中枢位于下丘脑。体温可随昼夜、年龄、活动、性别、药物等出现生理变化，但其变化范围很小，一般不超过 1℃。

水银体温计的消毒：将使用后的体温计放入盛有消毒液的容器中浸泡 5 分钟后取出，用清水冲洗后，将体温计甩至 35℃ 以下，再放入另一容器中消毒 30 分钟，取出后用冷开水冲洗，擦干后备用。消毒液每日更换一次，离心机每周消毒一次。

体温计的检查：将所有体温计的水银柱甩至 35℃ 以下，同时放入已测好温度的 40℃ 以下水中，3 分钟后取出检查，若误差在 0.2℃ 以上或表体有裂痕、水银柱自行下降者不能使用。

测量体温的注意事项：

1. 婴幼儿、精神异常、昏迷、口腔疾患、口鼻手术、张口呼吸者禁忌测量口温；腋下出汗较多，腋下有创伤、手术、炎症者以及肩关节受伤或过于消瘦不能夹紧体温计者禁忌测量腋温；直肠或肛门手术、腹泻、心肌梗死患者禁忌测肛温。

2. 若患者不慎咬破体温计应先清除玻璃碎屑，以防损伤唇、舌、口腔、食管、胃肠道，再服蛋清和牛奶以延缓汞的吸收。若病情允许，可服用粗纤维食物以促进汞的排出。

3. 若存在影响测体温的因素，如运动、进食、冷热饮、冷热敷、洗澡、坐浴、灌肠等，应休息 20～30 分钟后再测。

4. 小儿及神志不清者测肛温时应由护士扶住肛表，直至测温完毕。

（二）脉搏的评估与护理

脉搏是指在心动周期中，由于心脏的收缩和舒张，动脉内的压力和容积发生周期性的变化，导致动脉管壁产生的有节律的搏动。正常成人在安静状态下脉搏为 60～100 次/分，跳动均匀规则，脉搏强弱相等。

凡是浅表的、靠近骨骼的大动脉均可以测量脉搏。临床上最常用的部位是桡动脉。

测量脉搏的注意事项：

1. 勿用拇指触诊，因拇指小动脉搏动较强，易与患者的脉搏混淆。

2. 脉搏细弱难测时应测心尖搏动 1 分钟。

（三）血压的评估与护理

血压是血管内流动的血液对血管壁的侧压力。正常成人安静状态下的血压范围是：收缩压 90～139mmHg，舒张压 60～89mmHg，脉压差 30～40mmHg。1999 年世界卫生组织与国际高血压联盟提出的高血压分级如表 1－1。

表 1-1　高血压分级

分　级	收缩压(mmHg)	舒张压(mmHg)
理想血压	<120	<80
正常血压	<130	<85
正常高值	130~139	85~89
1级高血压(轻度)	140~159	90~99
亚组(临界高血压)	140~149	90~94
2级高血压(中度)	160~179	100~109
3级高血压(重度)	≥180	≥110
单纯收缩期高血压	≥140	<90
亚组：临界收缩期高血压	140~149	<90

低血压是指血压低于90/60mmHg，常见于大量失血、休克、心力衰竭等。

测量血压的注意事项：

1. 定期检测、校准血压计。

2. 对需密切观察血压者应定时间、定体位、定部位、定血压计测量。

3. 发现血压听不清或异常时，应放气待水银柱降至0点，稍等片刻后重测。

4. 排除各种测量血压的影响因素，如测量环境、血压计、受检者的情绪、袖带宽窄、松紧度、是否平视等。

（四）呼吸的评估与护理

呼吸是机体在新陈代谢的过程中，不断地从外界环境中摄取氧气，并将身体产生的二氧化碳排出体外的气体交换过程。正常成人安静状态下的呼吸频率为16~20次/分，节律规整，均匀无声。

测量呼吸的注意事项：

1. 呼吸受意识控制，测量前不必和患者解释，以免影响患者的呼吸状态。

2. 呼吸微弱者，可将少许棉花置于患者鼻孔前，计数棉花被吹动的次数1分钟。

LIN CHUANG ZHI SHI LIAN JIE

临床知识链接

临床需要严密监测生命体征的患者可用监护仪，如图1-4所示，临床也常用新型体温计、血压计为患者测量生命体征，见图1-5、1-6、1-7。

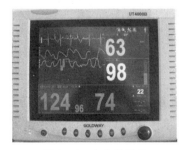
图1-4　心电监护仪

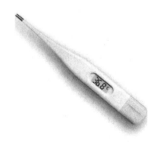
图1-5　电子体温计

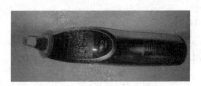

图 1-6 红外线耳式体温计

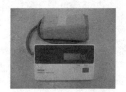

图 1-7 电子血压计

 拓展与思考

1. 患者女性,59 岁。持续高热 3 天,每 4 小时测体温一次,都在 39.1℃ 以上,最高达 40℃,经检查诊断为"伤寒"。请问:

    (1) 该患者的热型属于哪种,你是如何判断的?

    (2) 如何护理该患者的发热症状?

2. 患者男性,67 岁。脑栓塞,右侧肢体偏瘫。(本文中未注明几个答案者,均为单选题)

    (1) 患者入院时测得血压为 142/90mmHg,这属于　　　　　　　　　(　　　)

        A. 正常血压　　　　　　　　　　B. 正常高限

        C. 高血压　　　　　　　　　　　D. 收缩压正常,舒张压升高

        E. 收缩压升高,舒张压正常

    (2) 住院期间,护士定期监测其血压,正确的操作是　　　　　　　　(　　　)

        A. 因左侧手臂静脉输液,选择右上肢测量血压

        B. 固定袖带时应紧贴肘窝,松紧以能放入一指为宜

        C. 测量时使血压计的"0"点与心脏、肱动脉在同一水平线上

        D. 听诊器胸件应塞在袖带内,以便于固定

        E. 定血压计、定部位、定时间、定护士

（杨晔琴）

模块三　入院病历准备及绘制体温单

教学目标

认知目标

能说出体温单的绘制要求。

情感目标

工作中保持认真、负责、细心的态度。

动作技能目标

1. 能完成入院病历准备。

2. 体温单绘制准确无误。

模拟病例练习

任务 入院病历准备及绘制体温单

【案例展示】

患者钱某,男性,35 岁,因一天前剧烈运动后冲凉而咳嗽、胸痛,拟"大叶性肺炎"收治入呼吸内科 9 床。患者入院后资料如下:入院时间为 2010 年 3 月 5 日 9∶00,住院号:201034680,测其体温 38.9℃,脉搏 88 次/分,呼吸 23 次/分,血压 96/75mmHg,体重 65kg,身高 168cm,有青霉素过敏史。

请完成入院病历准备并将以上资料填写在体温单上。

【任务目的】

正确记录患者的病情资料,为诊疗和护理提供依据。

【任务要求】

1. 能说出体温单各部分的书写要求。

2. 能正确绘制体温单。

3. 入院病历准备工作正确、完整、无遗漏。

【操作流程】

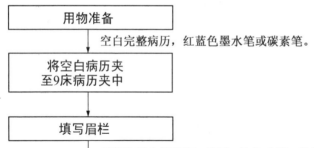

用物准备

　　　　空白完整病历,红蓝色墨水笔或碳素笔。

将空白病历夹至9床病历夹中

填写眉栏

　　　　用蓝色墨水笔填写:床号、姓名、年龄、诊断、住院号、日期、住院日数▲;填写要求见模块相关理论点。

填写体温单40～42℃部分

　　　　用红笔在40~42℃间相应入院日和时间栏竖写入院时间▲,24小时制,填写要求见模块相关理论点。

将患者体温、脉搏、呼吸绘制在体温单

　　　　填写要求见模块相关理论点。▲

填写底栏

> 用蓝色墨水笔或碳素笔在底栏相应部分记录血压值、体重、身高及过敏史；
> 用蓝色墨水笔或碳素笔填写入院登记本、诊断卡、床头卡并将卡片插至相应位置。

> 通知医生，做好入院宣教和
> 入院护理评估，将病历归位

注："▲"为质量评估关键点。

【综合评价】

1. 正确填写各项目内容。
2. 无涂改、无漏项。

【任务回放】

患者刘均，外科，三病区，36床，住院号：A38，诊断：肺炎。于2010年8月31日10:20入院，并于9月6日15:10出院。住院期间，刘均于9月2日9:10做了手术。请填写体温单的眉栏部分。

MO KUAI XIANG GUAN LI LUN DIAN

模块相关理论点

（一）体温单绘制要求

体温单是指用于记录患者生命体征、大小便等情况的表格式记录单，即将测量体温、脉搏、呼吸和血压及其他情况所获结果，按要求记录于体温单上。患者住院期间，体温单排列在病案首页，以便医护人员查阅。体温单绘制要求：数据正确，字迹清晰，用红蓝墨水笔或签字笔书写，圆点等大等圆，连线平直，达到准确、美观、整洁的目的。

体温单表格设置横向代表时间，每小格为4小时，时间为："4-8-12-4-8-12"或"2-6-10-2-6-10"，日间时间用黑色表示，夜间时间用红色表示，每日以红线纵向隔开。表格纵向代表温度、脉率或心率，每1℃以横向粗线隔开。

1. 眉栏

用蓝笔填写下列各项：① 患者姓名；② 科别（或病区）及病室；③ 床号；④ 住院号（或病案号）；⑤ 住院日数和日期：体温单应有住院周数、天数的记录，用阿拉伯数字书写。体温单住院日数应一页设计为7天，页码即为住院周数。日期记录格式：入院第一天为"年-月-日"，每页第一天为"月-日"，其余6天只写日期；换年或月时写明年或月；⑥ 手术后日数：患者若在住院期间施行手术，在体温单上应有手术后天数的记录。手术后天数以手术次日开始，记录为"术后第一天"，用阿拉伯数字连续写至术后7日止。手术后7日内行第二次手术或第三次手术，则以分数形式表示，将前一次手术后天数作为分母，后一次手术后天数作为分子，记录至最后一次手术后7日止。

2. 40～42℃横线之间

体温单的40～42℃之间用红笔在相应日期与时间格内记录下列各项：① 入院时间；② 手术（不写具体手术名称）；③ 分娩时间；④ 转科（注明科别）或转院；⑤ 出院；⑥ 死亡时间。

注意：① 凡需要写时间的地方一律用中文书写×时×分；② 顶格书写；③ 入院、分娩、死亡时间记录具体到分钟；④ 用 24 小时制中文竖写。

3. 体温、脉搏和呼吸记录

（1）体温。按实际测量读数记录，不得折算，体温单内每小格为 0.2℃，5 小格为 1℃。口腔温度以蓝点"●"表示；腋下温度以蓝叉"×"表示；直肠温度以蓝圈"○"表示。各点、叉、圈之间以蓝线相连。若两次均在粗黑线上可不画线连接。

注意：① 采用降温措施如温水或酒精擦浴、大动脉冰敷 30 分钟后测得的体温，以红圈"○"表示，并用红色虚线与物理降温前的体温相连，下一次体温应与物理降温前体温点相连。如降温处理后所测体温不变者，则在原体温点外以红圆表示。下一次再测的体温与降温前的体温点相连。② 遇拒测、外出时，前后两次体温曲线应断开不连，并在该时间处 40～42℃横线之间用红笔填写"拒测"、"外出"。③ 体温若与上次温度差异较大或与病情不符时，应重复测试，无误者在原体温符号上方用蓝笔写上一小写英文字母"v"，表示已核实（verified）。④ 当体温＜35℃时，在 34～35℃横线之间用蓝笔写"↓"，长度不超过两小格。

（2）脉搏。体温单内每小格为 4 次/分，5 小格为 20 次/分。脉搏以红点"●"表示，以每分钟次数（脉率）进行记录，相邻脉率以红线相连。心率以红圈"○"表示，相邻心率用红线相连。

注意：① 当体温与脉搏重叠时，先画体温符号，然后在体温外画一红圈表示脉搏，如肛表测温时，在蓝圈内画一红点表示脉搏；② 若需记录脉搏短绌图表，则于心率与脉率之间以红笔画直线涂满；③ 所测体温、脉率超过体温单设置范围，可在上下界描记后用同色笔标上"↑""↓"记号。患者因病情需要连续多次测量体温或体温过高过低时，应将体温变化情况及时记录在护理记录单中。

（3）呼吸。呼吸以蓝"●"表示，每小格为 1 次/分，相邻的呼吸用蓝线相连。或者用蓝笔在体温单呼吸相应栏目内填写患者自主呼吸的次数，相邻两次上下错开。患者使用辅助呼吸时，用"A"表示。

4. 底栏

体温单设底栏，以记录血压、入量、出量、尿量、体重、大便次数等信息。各项数值用蓝笔以阿拉伯数字记录，免写计量单位，居中填写。

（1）大便次数。患者每天的大便次数填写在相应时间栏内，如无便记"0"；灌肠后的大便次数应于次数后加短斜线写"E"，如："3/E"表示灌肠后大便 3 次，"3/2E"表示灌肠 2 次后大便 3 次；"1²/ₑ"表示自行排便 1 次，灌肠后又排便 2 次；清洁灌肠后大便多次，记录为："※/E"。人工肛门或大便失禁写"*"。

（2）出入液量。按护理常规或医嘱分次记录时，正确记录于"出入液量记录单"或"危重患者记录单"上，应注明入液或排出液类型。每班一小计，每 24 小时计总量，并将总量填入体温单下底栏的"总入液量"、"排出量"等栏内。观察、测量和记录时，应保证时间和量的准确。

（3）尿量。按护理常规或医嘱记录于护理观察单或危重护理记录单上，每班一小计，每 24 小时统计总量，填入体温单底栏之尿量栏内。如为导尿，尿量为 1500mml 则以"1500/c"记录之。小便失禁时用"※"表示。

（4）血压。以分式表示，免记单位"mmHg"，按护理常规或医嘱测量并记录。新患者及住院患者每周至少记录血压1次,7岁以下可不测血压。若一天内有多次血压测量,可按时间先后在记录栏内由左至右填写。患者一天测血压2次以内只需记录在体温单内,大于2次(有些医院设计为大于3次)测量血压则记录在护理记录单上,无需再在体温单上记录。

(5)体重。以kg计数填入,入院时或住院期间因病情不能测量体重时,则根据实际情况分别注明"平车"或"卧床"或"制动"。入院当天及每周应有体重、血压的记录。

(6)空格。做机动用,记录痰量、抽出液、腹围等数值。液体记ml数,长度记cm数,免记单位名称。

(7)页码。用蓝笔逐页填写,勿遗漏。

(二)生命体征测量频次

1. 体温测量次数根据患者具体情况及病情而定。一般患者每日测体温1次,新患者每日测2次,连测2天(精神病院患者的体温测量频次由医院自定)。体温不在正常范围的患者,应增加测量次数,一般37.5℃以上的患者每日测体温3次,38℃以上每日4次,39℃以上每日6次,体温正常后连测2天,每日2次。10岁以下小儿每日测体温2次,38℃以上每日6次。每次测量结果均需及时、正确记录。

2. 手术患者,开出手术医嘱当天14:00、22:00及次日6:00各测1次体温、脉搏、呼吸,当日手术前测血压1次,14岁以下测体重;术后回室测脉搏、呼吸、血压,局麻患者每30分钟测1次至清醒和血压平稳为止,其他麻醉每小时测1次,连测3次或至平稳;术后连续3天测体温、脉搏、呼吸,每日3次。

3. 7岁以下儿童免测脉搏、呼吸、血压,7岁以上测脉搏、呼吸,14岁以上测血压(特殊情况除外)。

4. 新生儿每周测体重2次,每周更换体温单时需增加年龄7天。

(三)绘制体温单的注意事项

1. 记录必须客观、及时、准确、清晰、简要、完整。

2. 除特殊说明外,应当使用蓝黑墨水或碳素墨水书写,眉栏、页码必须填写完整。

3. 书写应使用中文和医学术语。内容简明扼要,医学术语运用确切。通用的外文缩写或无正式中文译名的症状、体征、疾病名称等可以使用外文。

4. 书写应做到文字工整、字迹清晰、表述准确、语句通顺、标点符号正确。不得采用刮、粘、涂等方法掩盖或去除原来的字迹,不得滥用简化字。

5. 体温单表格内已注明单位的,记录时只填数量,不必重复写单位名称。

6. 体温单纸张规格与医疗记录纸张规格相一致,页码用阿拉伯数字表示。

7. 因抢救急危重病患者,未能及时书写护理文书的,须在抢救结束后6小时内据实补记,并加以注明。

LIN CHUANG ZHI SHI LIAN JIE

临床知识链接

(一)绘制体温单小窍门

临床统一绘制体温单前,需先测量和记录病房所有患者的生命体征及大小便情况,然后按床号将以上资料依次绘制在体温单上,若遇绘制体温单最后1天时必须添加新体温单,可将需加体温单的病历摆放在一起,待全部体温画完后再一并加纸,这样可大大减少绘制体温单所需时间。

添加新体温单,要求填写好后1周体温单的眉栏部分和页码,将其放置病历最上页,并把第二天需测体重和血压的床号及需下一班监测生命体征的床号记录下来,做好交班。

(二)体温单绘制主要缺陷及防范措施

1. 体温单绘制常见缺陷

(1)书写漏项。其中按发生率由高到低依次为:高热患者降温后体温,手术后日期,身高、体重,入院时体温、脉搏、呼吸,监测血压患者的血压,出入液量,眉栏,手术时间。

(2)书写不规范。主要表现在图表绘制不规范,如蓝叉"×"、红点"●"、红圈"○"大小不一,连线不直,或出现字迹潦草、涂改、粘刮现象。

(3)书写内容存在虚假记录。如患者拒测或外出时,护士未对患者的体温、脉搏、呼吸、血压进行测量而体温单却记录描绘完整;患者的年龄、性别前后不符;排便次数与护理记录次数不符;体温单相应时间栏内的书写时间与医嘱单或护理记录单的书写时间不符。

2. 防范措施

护士应防范以上问题的出现,具体措施如下:

(1)学习《医疗事故处理条例》、《护理文书书写规范》、《医疗技术操作常规》等法律规范,提高法律意识,强化自我保护意识,预防护患纠纷的发生。

(2)加强教育和培训,增强护士的责任心与使命感,认真、及时、客观、真实地书写体温单,为医生诊断治疗疾病提供可靠的依据,为护患双方提供法律保护与举证依据。

(3)加强"三基"训练,举办体温单书写培训班,进行体温单绘制练习,使每个护士都熟悉体温单的绘制要求,选派责任心强、工作认真负责、文字书写质量过硬的护士负责体温单的书写工作。

(4)建立层级质控网络,加强监督检查力度,重视中间环节质量监控。完善科内质控网络,做到执行者自查、主班护士每日查、质控小组每日随机查、护士长出院终末查相结合。同时,设立缺陷管理登记本,发现问题及时登记,并给予纠正,避免下次重犯。

通过互相监督、互相纠正,共同提高体温单的书写质量,以达到体温单全员、全程质控,杜绝因体温单书写缺陷引起的护患纠纷,确保安全医疗。

(三)电子体温单的应用

体温单的绘制目前在国内大多数医院仍然采取手工绘制,这种由来已久的传统方法既耗时费力,又与电子文档的管理相冲突,其数据不能录入电子文档来保存,显然已不能适应医学信息现代化发展的要求。国内已有学者结合临床实践,提出用计算机绘制体温单的设计意见。

电子病历是医院信息化进程中的必然趋势。对护理病历质量的控制,是维护病历这一法律凭证诚信度和严肃性的保证,是确保法律法规及卫生行政管理部门的有关规定落实的具体体现。但影响护理记录质量的因素诸多,如何帮助临床一线的护士提高护理书写质量,是长期以来困扰护理管理者的难题。目前,国内多家医院已开始实施电子病历管理,并把病历书写规范细则纳入计算机电子病历的设计之中,借助电子体温单上的字符信息对护理记录质量进行过程与终末控制,大大提高了护理病历的质量控制水平。当然,一些医院的电子体温单运行也存在问题,如电子体温单上生命体征、出入量数据不准确,护理记录不真实、有明显用模块粘贴痕迹,抢救医嘱的时间和执行时间不符,电子护理纸张记录护士签名不实等,有待进一步完善电子体温单和电子护理记录的功能。

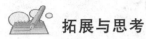

拓展与思考

1. 若患者入院时间不是体温单上的整数时间,该如何填写入院时间?

2. 患者的大便次数何时填入,该如何询问患者?

3. 检查你填写的体温单,每个部分都填完整了吗?

4. 经过物理降温后,体温不降反升的体温应该怎样绘制?

5. 22 号 8:00 医嘱:"记录 24 小时尿量。"23 号大夜班护士 7:00 统计尿量为 1200ml。请问应该记在体温单 22 号底栏还是 23 号底栏内?

(吴永琴,鞠梅)

项目二　舒适护理技术

模块一　卧床患者更换床单法

教学目标

认知目标

1. 能复述人体力学知识在护理操作中的运用原则。

2. 能叙述卧床患者更换床单的目的和注意事项。

情感目标

在护理工作中态度认真,注意患者的保暖与安全。

动作技能目标

能正确完成卧床患者更换床单法,并在更换过程中贯彻节力原则。

MO NI BING LI LIAN XI
模拟病例练习

任务　为卧床患者更换床单

【案例展示】

患者王小龙,男,54岁,因"脑卒中"收治入院4天。现患者右侧肢体瘫痪,今日做晨间护理时因大小便失禁污染床单,该患者刚做好口腔和皮肤护理。

请为该患者更换床单。

【任务目的】

1. 保持病床平整、舒适。

2. 保持病室清洁美观。

3. 预防压疮及其他反应。

4. 观察患者的病情变化。

【任务要求】

1. 能熟练为卧床患者更换床单。

2. 在操作中态度认真,注意观察病情,与患者沟通。

【操作流程】

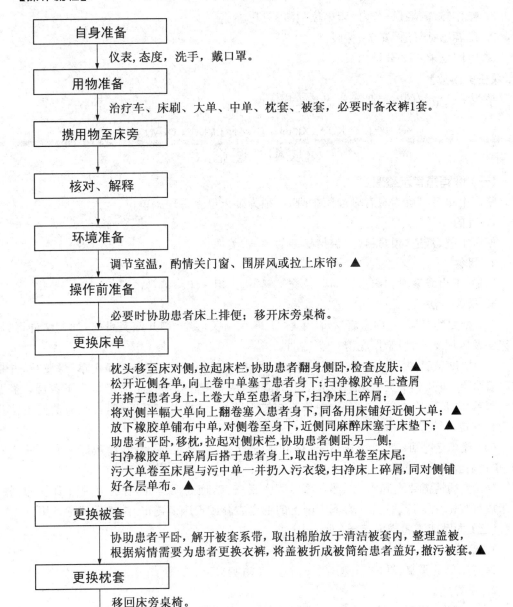

```
自身准备
    仪表,态度, 洗手, 戴口罩。
用物准备
    治疗车、床刷、大单、中单、枕套、被套,必要时备衣裤1套。
携用物至床旁

核对、解释

环境准备
    调节室温, 酌情关门窗、围屏风或拉上床帘。▲
操作前准备
    必要时协助患者床上排便;移开床旁桌椅。
更换床单
    枕头移至床对侧,拉起床栏,协助患者翻身侧卧,检查皮肤; ▲
    松开近侧各单,向上卷中单塞于患者身下;扫净橡胶单上渣屑
    并搭于患者身上,上卷大单至患者身下,扫净床上碎屑; ▲
    将对侧半幅大单向上翻卷塞入患者身下,同备用床铺好近侧大单;▲
    放下橡胶单铺布中单,对侧卷至身下,近侧同麻醉床塞于床垫下; ▲
    助患者平卧,移枕,拉起对侧床栏,协助患者侧卧另一侧;
    扫净橡胶单上碎屑后搭于患者身上,取出污中单卷至床尾;
    污大单卷至床尾与污中单一并扔入污衣袋,扫净床上碎屑,同对侧铺
    好各层单布。▲
更换被套
    协助患者平卧,解开被套系带,取出棉胎放于清洁被套内,整理盖被,
    根据病情需要为患者更换衣裤,将盖被折成被筒给患者盖好,撤污被套。▲
更换枕套
    移回床旁桌椅。
整理床单位,安
置患者舒适卧位
    开窗,撤屏风。
用物处理,洗手,
护理记录
```

注:"▲"为质量评估关键点。

【综合评价】

1. 操作前评估患者病情准确,护患沟通有效,满足患者身心需要。
2. 操作熟练、轻稳、节力,床单位整洁、美观。
2. 患者感觉舒适、安全、保暖。
3. 时间要求:12分钟内。

【任务回放】

请为一位清醒的左胫骨骨折患者更换床单。

模块相关理论点

(一)卧有患者床整理法

临床上每日早晨为患者做晨间护理,必须为卧床患者整理床单位。

1. 目的

使床平整、舒适,预防褥疮,保持病室的整洁、美观。

2. 用物

床刷、毛巾袋套或扫床巾。为防止交叉感染,采用一床一消毒巾湿扫法。

3. 操作方法

(1)携用物至床旁,向患者解释,了解需要,酌情关门窗,移开床旁桌椅,如病情许可,放平床头及床尾支架,便于彻底清扫。

(2)协助患者侧卧对侧(先移枕后移患者),松开近侧各层单,先扫净中单、橡胶单,并搭在患者身上,再从床头至床尾扫净大单上的渣屑,注意彻底扫净枕下及患者身下各层。需要时整理褥垫,最后将大单、橡胶单、中单逐层拉平铺好,将患者移至近侧,转至对侧同上法逐层清扫并拉平铺好。

(3)使患者平卧,整理盖被,把棉被和被套拉平,叠成被筒,为患者盖好。取出枕头扫净、拍松后置于患者头下。

(4)视病情需要支起床上支架,移回床旁桌椅,整理病床单元,保持病室中床旁桌、椅、病床放置规范化。清理用物,取下床刷上的毛巾袋套或扫床消毒巾,洗净后消毒备用。

(二)为卧床患者更换床单(双人法)

1. 目的

保持床单的平整、舒适、美观,预防褥疮,使病室整洁、美观。

2. 用物

大单、被套、枕套、中单、橡胶单、床刷及一次性床刷套、污物袋,需要时备衣裤一套。

3. 操作方法

(1)同卧床患者更换床单任务操作流程前6项。

(2)从床尾至床头松开大单、盖被、中单、橡胶单、大单。

(3)甲护士站患者右侧,右手抱患者头部,左手扶颈肩部。乙护士将枕向左适当移动,盖被向右侧移动。甲、乙护士共同协助患者向右适当移动并翻向左侧,盖好被子。乙护士扶患者,观察其面色、呼吸并保护患者,甲护士将中单污面向内卷于患者臀下,扫去橡胶中单上渣屑,搭于患者身上,床刷放同侧床尾大单下,大单污面向内卷于患者身下,扫净床褥上渣屑,床刷放至对侧床尾。

（4）铺大单。将清洁大单对齐中线,对侧大单向内卷于患者身下,按床头—床尾—中间顺序铺好。再铺橡胶单,取中单对齐中线,铺在橡胶单上,对侧向内卷于患者臀下,边缘部分同橡胶单一并塞入床垫下铺好。

（5）甲、乙护士协助患者平卧,乙护士左手抱患者头部,右手扶肩颈部,甲护士将枕向右适当移动,盖被向左移动。甲、乙护士共同帮助患者向左适当移动翻向右侧,盖好被子,甲护士扶患者,观察其面色、呼吸并保护患者,乙护士取下污中单,拉平干净中单,搭于患者身下,扫净橡胶中单上的渣屑,搭于患者身上,床刷放床尾,取下污大单,放污物袋内。扫净床褥上渣屑,去床刷套,床刷放护理车上。铺好大单,再将橡胶单及中单一并塞入床垫下铺好。

（6）套被套。甲、乙护士协助患者平卧,拉平盖被,将清洁被套平铺于盖被上,在被套内将棉胎三折,取出棉胎放入清洁被套内,甲、乙护士共同拉平盖被盖于患者身上,取下污被套放护理车下,系带打结,拉平衣裤,整理棉被,信封式折叠,见图2-1。

（7）套枕套。乙护士左手托起患者头部,右手扶肩颈部,甲护士将枕取出放椅上,拆下污枕套,松枕芯,套上枕套,开口背门放于患者头下。

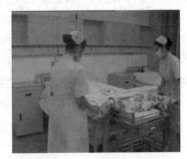

图2-1　双人更换被套法

（8）移回床旁桌、椅。

（9）根据患者病情取合适卧位,开窗,通风,清理污物,洗手。

（10）整理用物。

4. 终末处理

将护理车推至处置间,换下的被服放污物柜内。

（三）为卧床患者更换床单的注意事项

1. 操作前应仔细评估床各部位有无损坏,操作中保证患者安全、舒适。必要时使用床档,防止患者在变换体位时坠床。

2. 用物准备要齐全,按使用顺序放置,减少走动次数。

3. 同室患者在进餐、治疗及换药时应暂停铺床。

4. 操作中要有较强的爱伤观念,注意给患者保暖,勿过多暴露患者,以防受凉。

5. 操作中注意观察患者病情变化,加强交流,如有异常立即停止操作并通知医生。

6. 操作时各管道安置妥当,防止折叠、脱出及管内引流液逆行。

7. 正确运用人体力学原理,注意节时节力,避免扭伤、疲劳。

8. 操作中注意保持大单平紧、盖被平整。

9. 铺床前、后均应洗手,防止交叉感染;特殊感染被服按规定处置。

10. 若两人配合操作,动作应协调一致。

LIN CHUANG ZHI SHI LIAN JIE

临床知识链接

（一）卧床患者更换床单法的改良

1. 物品准备

同卧床患者更换床单,要求将被套改为:套好清洁被套的棉被一条。折叠方法是:棉被的左侧边向下折 20cm,右侧边向上翻和左侧折边平,然后再叠成 S 形放于护理车上。

2. 操作流程

将备齐用物后的护理车推至患者床边,向患者热情解释并关闭门窗,如室内有空调则先调节合适的室温,按原基础护理操作规程的要求铺好床基、橡胶单及中单。接着是改进的方法:把清洁的盖被放在离床头约 15cm 处(盖住患者的双肩)拉向床尾,折边平床沿→将向上反折的一面拉开盖在患者的身上,把左侧床尾的被子塞于垫下→护士转到病床的右侧→将患者平卧于床的中间→在干净的盖被下把脏被向外反转拉出,并置于护理车的下层→把干净盖被右侧边向下折成被筒,折边与床沿平→把右侧床尾的被子塞于垫下,再按本项目模块一任务中的操作流程将余下的操作完成。

研究发现,按模块一任务中的操作方法所用时间平均为 7 分 12 秒,改进后为 4 分 50 秒,操作省力、节时,深受临床护士的欢迎。

(二)骨科下肢牵引患者床上更换床单法

骨科下肢牵引患者多因患肢固定制动,活动受限,加之患者不愿移动,给日常的床单更换带来了极大不便。为避免翻身不当而增加患者的疼痛或造成骨折移位而影响愈合,现根据人体力学原理,介绍一套新的更换床单法——横向换单法,具体如下:

(1)携用物至床旁,向患者解释,以取得合作。

(2)两名护士分别站在床头两侧,移去枕头,松开大单,患者十指交叉放在枕后、将头抬起(下颌靠胸),顺势将脏的大单内卷至患者肩下。将已备好的清洁大单翻卷 3/4,平铺于床头,对准中线,包好床头角。

(3)两名护士分别在患者两侧,患者挺胸(头顶和双肘三点支撑,腾空肩、胸和腰部),将脏单卷至患者腰下,顺势拉平清洁大单。

(4)协助患者抬臀(双上肢放于腹部,以双肩胛和健侧下肢支撑,抬起臀部,腾空腰、臀和大腿),卷脏单拉清洁单至患者大腿中部。

(5)两人轻轻托起固定支架离床 2~3cm,卷脏单至床尾撤去,放入污物车,同时展平清洁大单,包好床尾角。

(6)整理床单位,安置患者于舒适卧位。

 拓展与思考

1. 为卧床患者更换床单时应如何运用节力原理?
2. 为卧床患者更换床单时在哪些步骤中体现了安全的原则?
3. 简述为有引流管的特殊患者进行更换床单时的注意事项。

(吴永琴,傅静)

模块二　口腔护理

教学目标

认知目标

1. 能比较各种漱口液的用途。

2. 能说出昏迷患者口腔护理的禁忌。

情感目标

在口腔护理时始终保持耐心、和蔼的态度。

动作技能目标

能正确完成不同患者的口腔护理操作,做到动作轻柔,患者口腔清洁、舒适。

MO NI BING LI LIAN XI

模拟病例练习

任务一　普通患者口腔护理

【案例展示】

患者李剑,男,22 岁。因头晕、乏力 3 个月,牙龈出血、鼻出血 2 天,拟"慢性再生障碍性贫血"收住入院。现患者呈贫血貌,神志尚清,皮肤见散在出血点,口腔黏膜可见小片淤点。体检:体温 36.2℃,脉搏 84 次/分,呼吸 20 次/分,血压 115/80mmHg。

请为该患者实施口腔护理。

【任务目的】

1. 保持口腔清洁湿润,去除口臭,使患者舒适,预防口腔感染等并发症。

2. 促进食欲,保持口腔正常功能。

3. 观察口腔黏膜、舌苔、牙龈等处的变化及特殊的口腔气味,了解病情的动态变化。

【任务要求】

1. 能正确选用漱口液。

2. 在护理工作中始终保持爱伤观念。

3. 能正确完成口腔护理操作。

【操作流程】

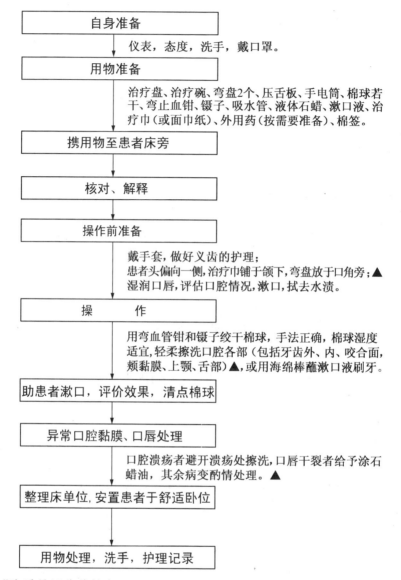

```
┌─────────────────────────┐
│        自身准备          │
└─────────────────────────┘
         │  仪表，态度，洗手，戴口罩。
┌─────────────────────────┐
│        用物准备          │
└─────────────────────────┘
         │  治疗盘、治疗碗、弯盘2个、压舌板、手电筒、棉球若
         │  干、弯止血钳、镊子、吸水管、液体石蜡、漱口液、治
         │  疗巾(或面巾纸)、外用药(按需要准备)、棉签。
┌─────────────────────────┐
│     携用物至患者床旁     │
└─────────────────────────┘
         │
┌─────────────────────────┐
│        核对、解释        │
└─────────────────────────┘
         │
┌─────────────────────────┐
│       操作前准备         │
└─────────────────────────┘
         │  戴手套,做好义齿的护理;
         │  患者头偏向一侧,治疗巾铺于颌下,弯盘放于口角旁;▲
         │  湿润口唇,评估口腔情况,漱口,拭去水渍。
┌─────────────────────────┐
│   操            作       │
└─────────────────────────┘
         │  用弯血管钳和镊子绞干棉球,手法正确,棉球湿度
         │  适宜,轻柔擦洗口腔各部(包括牙齿外、内、咬合面,
         │  颊黏膜、上颚、舌部)▲,或用海绵棒蘸漱口液刷牙。
┌─────────────────────────┐
│ 助患者漱口,评价效果,清点棉球│
└─────────────────────────┘
         │
┌─────────────────────────┐
│  异常口腔黏膜、口唇处理   │
└─────────────────────────┘
         │  口腔溃疡者避开溃疡处擦洗,口唇干裂者给予涂石
         │  蜡油,其余病变酌情处理。▲
┌─────────────────────────┐
│整理床单位,安置患者于舒适卧位│
└─────────────────────────┘
         │
┌─────────────────────────┐
│  用物处理,洗手,护理记录  │
└─────────────────────────┘
```

注:"▲"为质量评估关键点。

【综合评价】

1. 操作要求:动作节力、熟练、轻稳、正确。
2. 互动较好,具备一定的整体护理能力。
3. 时间要求:7分钟。

【任务回放】

一位有活动义齿的老年高热患者需进行特殊口腔护理,请按以上操作步骤完成该任务。

任务二　昏迷患者口腔护理

【案例展示】

患者张英,女,78岁。因突发昏倒、尿失禁3小时急诊入院。入院时体温35.7℃,呼吸26次/分,血压210/70mmHg。颜面潮红,昏迷,呼吸深大,双肺有散在痰鸣音,心脏无异常。

请为该患者实施口腔护理。

【任务目的】

1. 保持口腔清洁湿润,去除口臭,使患者舒适,预防口腔感染等并发症。
2. 观察口腔黏膜、舌苔、牙龈等处的变化及特殊的口腔气味,了解病情的动态变化。

【任务要求】

1. 能正确选用漱口液。
2. 在护理工作中始终保持爱伤观念。
3. 能正确完成口腔护理操作。

【操作流程】

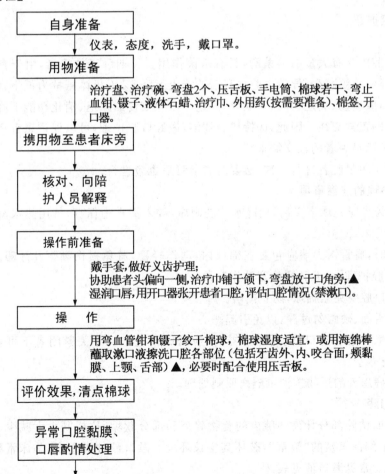

自身准备
　　仪表,态度,洗手,戴口罩。

用物准备
　　治疗盘、治疗碗、弯盘2个、压舌板、手电筒、棉球若干、弯止血钳、镊子、液体石蜡、治疗巾、外用药(按需要准备)、棉签、开口器。

携用物至患者床旁

核对、向陪护人员解释

操作前准备
　　戴手套,做好义齿护理;
　　协助患者头偏向一侧,治疗巾铺于颌下,弯盘放于口角旁;▲
　　湿润口唇,用开口器张开患者口腔,评估口腔情况(禁漱口)。

操　作
　　用弯血管钳和镊子绞干棉球,棉球湿度适宜,或用海绵棒蘸取漱口液擦洗口腔各部位(包括牙齿外、内、咬合面,颊黏膜、上颚、舌部)▲,必要时配合使用压舌板。

评价效果,清点棉球

异常口腔黏膜、口唇酌情处理

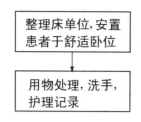

```
整理床单位,安置
患者于舒适卧位
        │
        ▼
用物处理,洗手,
护理记录
```

注:"▲"为质量评估关键点。

【综合评价】

1. 操作要求:动作节力、熟练、轻稳、正确。

2. 互动较好,具备一定的整体护理能力。

3. 时间要求:7分钟。

【任务回放】

请按以上操作步骤为另一昏迷患者实施口腔护理。

XIANG GUAN LI LUN DIAN

相关理论点

(一)口腔护理

1. 意义

正常人口腔内含有大量的溶菌酶,具有杀菌作用。长期卧床的患者,由于食欲下降,进食饮水减少,唾液分泌减少,导致口腔自我清洁能力下降,又因机体抵抗力低下,细菌易在口腔繁殖,引起口腔溃疡、炎症、异味等变化,并进一步导致食欲减退、消化功能下降等并发症,也影响与他人的正常交往。因此,保持口腔清洁,做好口腔护理,可以促进患者食欲,消除口腔异味,有利于满足患者的社交需求。

口腔护理至少早晚各进行一次,必要时餐前餐后也应进行。

2. 口腔护理的注意事项

(1)有义齿者应先取下义齿,用冷水冲洗刷净,放入清水中保存,禁用热水,以防龟裂或变形。

(2)擦洗时,血管钳尖端应包裹在棉球内,动作轻稳,避免损伤黏膜及牙龈。为凝血功能差者进行口腔护理时,尤其要注意动作轻柔。

(3)擦洗口腔要夹紧棉球,防止掉落。

(4)擦洗舌面、硬腭勿过深,以免引起恶心。

(5)昏迷患者禁忌漱口,使用张口器时,应从臼齿进入。牙关紧闭者不可暴力助其张口,以防损伤牙齿。

(6)传染病患者的用物按消毒隔离原则处理。

(二)漱口液

漱口可及时清除部分牙齿间隙内的食物碎屑和部分软垢,这样既大大减少了口腔中的细菌,又断绝了细菌繁殖的"粮草",破坏其生长环境。漱口液种类繁多,临床常根据其不同功效酌情选用。常见漱口液见表2-1。

表2-1 口腔护理常用溶液

溶液名称	浓度	作用
生理盐水	0.9%	清洁口腔,预防感染
过氧化氢溶液	1%～3%	防腐、防臭,适用于口腔有糜烂坏死组织者
碳酸氢钠溶液	1%～4%	属碱性溶液,破坏生长细菌环境,适于真菌感染
洗必泰溶液	0.02%	清洁口腔,广谱抗菌
呋喃西林溶液	0.02%	清洁口腔,广谱抗菌
醋酸溶液	0.1%	适用于绿脓杆菌感染
硼酸溶液	2%～3%	酸性防腐溶液,有抑制细菌作用
甲硝唑溶液	0.08%	适用于厌氧菌感染
复方硼砂溶液(朵贝尔溶液)		除臭、抑菌

LIN CHUANG ZHI SHI LIAN JIE

临床知识链接

口腔护理用品简介

1. 舌钳

供钳夹及牵出退缩舌体用,可避免舌根后坠堵塞呼吸道造成患者窒息,见图2-2。

2. 开口器

尖端包裹纱布,于患者臼齿处进入,可避免损伤患者口腔黏膜及牙龈,见图2-3。

3. 海绵棒

临床上也常用海绵棒为患者进行口腔护理,见图2-4。

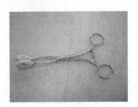
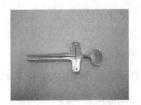
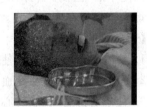

图2-2 舌钳 　　　图2-3 丁字开口器 　　　图2-4 海绵棒口腔护理法

 拓展与思考

1. 若准备了石蕊试纸置患者口腔中测得 pH=6 或 pH=8 时,应分别选用何种漱口液?

2. 为昏迷的患者做口腔护理应该注意哪些问题?

（许芳芳,吴永琴）

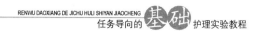

模块三 床上洗发

教学目标

认知目标

1. 能说出床上洗发引出盆内污水的原理。

2. 能说出头发护理的相关知识。

情感目标

操作中体现爱伤观念,注意保暖。

动作技能目标

1. 能利用家居物品制作马蹄形卷。

2. 能正确进行床上洗发操作。

MO NI BING LI LIAN XI

模拟病例练习

任务 为卧床患者洗头

【案例展示】

患者赵燕,女,61岁。1周前因车祸外伤致"右股骨颈骨折"收住入院。现患者行右股骨颈内固定术后,医嘱:卧床休息,下肢制动。现恰逢夏日,患者1周未洗头,感头痒难耐。

请为该患者在床上洗发,满足其卫生需要。

【任务目的】

1. 清除头皮屑及污垢,使头发清洁,减少感染机会。

2. 按摩头皮,促进头部血液循环,促进头发的生长和代谢。

3. 使患者舒适,促进身心健康,建立良好的护患关系。

【任务要求】

1. 能进行头发护理知识宣教。

2. 能正确完成床上洗发。

【操作流程】

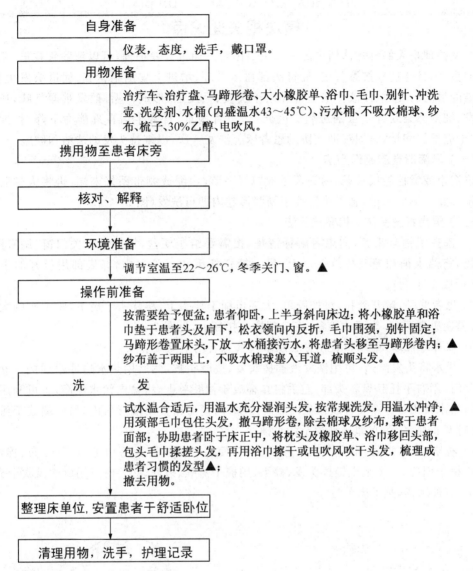

注："▲"为质量评估关键点。

【综合评价】

1. 操作要求:正确运用节力原则,动作节力、熟练、轻稳;保证患者安全。

2. 洗头过程中,患者无不适,无病情改变;洗头后,患者感觉舒适,头发清洁、无头屑、无气味,患者头发护理知识增加。

3. 护患互动较好,保护患者的自尊,满足其身心需要。

【任务回放】

同学间相互进行床上洗头实物练习。

模块相关理论点

头发护理是人们日常清洁中的一项重要内容。通过头发护理,可以清除头皮屑、灰尘及脱落的头发,且能达到按摩头皮、促进头部血压循环、增进上皮细胞营养、促进头发生长、预防感染的目的。皮质、汗液伴灰尘常黏附于头皮、毛发上,形成污垢,散发难闻气味,还可导致脱发、细菌感染或寄生虫的滋生。因此,当患者病重、日常生活自理能力下降、长期卧床时,护士应根据病情,每周帮助或协助患者床上洗发一次,以维持头发的清洁和健康。

(一)马蹄形卷的制作方法

将浴巾或浴毯卷成长条,两头弯下成"U"字形,用绳或绷带系好末端,再将大橡胶单围于马蹄形卷上形成水槽,患者头部枕于马蹄形卷内即可洗发(图2-5)。

(二)男患者洗头法:扣杯洗头法

1. 备齐用物至床旁,向患者解释清楚,按需要给予便盆,根据季节关门窗,调室温,移开桌椅,将热水桶和搪瓷杯放在椅上,另一搪瓷杯倒扣于脸盆内,杯底部用折好的小毛巾垫好(折成1/4大)。

2. 患者仰卧,解开领扣,将橡胶单、大毛巾铺于枕头上,移枕头于肩下,将床头的大毛巾反折,围在患者颈部,头下放脸盆,将头部枕在扣杯上,见图2-6。

3. 双耳塞棉球,用纱布盖住患者双眼或嘱患者闭上双眼。

4. 用水将头发湿透,再用洗发液揉搓头发,按摩头皮,然后用热水边冲边揉搓。盆内污水过多时,用右手托起患者头部,左手将扣杯放于橡胶单上,将盆内污水倒净,也可利用虹吸原理将污水排出:将橡皮管放在盆内灌满污水,用止血钳夹闭端置盆内,另一端放于污水桶内,再打开止血钳,污水即自动流至污水桶。

5. 洗毕,取出脸盆,将肩下枕头移至头部,使患者头枕在大毛巾上,取下纱布、棉球,用热毛巾擦干面部,用大毛巾轻揉头发、擦干,用梳子梳顺、散开,必要时可用电吹风吹干头发。

6. 清理用物,整理床单位。

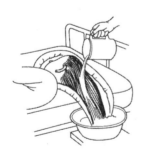

图 2-5 马蹄形卷洗头法

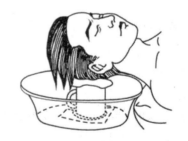

图 2-6 扣杯洗头法

(三)床上洗发注意事项

1. 要随时观察病情变化,发现患者面色、脉搏、呼吸有异常时应停止操作。

2. 注意调节室温、水温,及时擦干头发防止患者受凉,洗发时间不宜过长,以免患者疲劳。

3. 防止水流入患者的眼及耳内,避免浸湿衣服和床铺。

4. 洗头时,护士要保持良好姿势,避免疲劳。

5. 衰弱患者不宜洗发。

6. 动作轻、稳,适当运用节力原则。

LIN CHUANG ZHI SHI LIAN JIE

临床知识链接

(一)洗头车洗头法

有条件的医院可开展洗头车洗头法,具体操作如下:

1. 将热水盛于水箱内(水箱容积24L),装好喷头卡子及头垫,污水管插入污水箱放水管内,检查各连接管是否漏水,关闭水阀门,插上电源,待水泵启动后(水泵装在车底架上,功率25W,流量8L/min),打开水阀门即可使用。临时不用时只要关闭水阀门即可,不必切断电源,并将喷头放在卡子上,以防下滑(图2-7)。

2. 洗头时可根据病情,患者取坐位或仰卧位,患者头部枕于头垫上,洗头的方法同扣杯法。

3. 洗毕,切断电源,放出污水,整理用物及床单位,擦干洗头车,放于干燥处妥善保管。

(二)洗头盆洗头法

现临床也采用一次注塑成型的洗头盆洗头,较为简便易行,见图2-8。

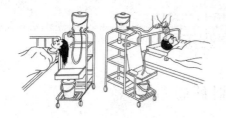

图2-7　洗头车床上洗头法

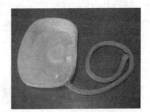

图2-8　洗头盆

(三)酒精擦洗法

身体虚弱不宜床上洗头者,可用酒精擦洗头发,以去除头屑和汗酸味,并有止痒和使患者舒适的作用。

 拓展与思考

1. 若在居家进行床上洗头操作,你如何利用家庭的材料自行制作一个马蹄形卷?

2. 若家庭无橡胶单,可选用何种物品代替?

3. 请你说出男患者床上洗头时将盆内污水引入污水桶中的原理,并亲自实践一次。

4. 你有没有更好或更方便的办法为卧床患者洗发?

(吴永琴,陈丽)

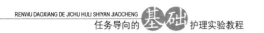

模块四　皮肤护理

教学目标

认知目标

1. 能说出床上擦浴的目的和注意事项。

2. 能说出床上擦浴时为患者穿脱衣裤的顺序和依据。

3. 能说出背部护理的目的、步骤、注意事项。

情感目标

皮肤护理中体现爱伤观念,在护理工作中始终保护患者隐私和安全。

动作技能目标

1. 能正确完成床上擦浴操作。

2. 能将大小不同的毛巾包裹成手套状。

3. 能正确进行背部按摩操作。

4. 操作轻稳,达到清洁、舒适的目的。

MO NI BING LI LIAN XI

模拟病例练习

任务一　为卧床患者擦浴

【案例展示】

患者张珍珍,女,45岁,三天前因车祸外伤拟"颅脑损伤"急诊收住入院。现患者神志浅昏迷,双瞳孔等大等圆,直径约0.25mm,对光反射灵敏,潮式呼吸,大小便失禁,医嘱予降颅压、抗感染等治疗。

请为该患者进行床上擦浴以保护其皮肤。

【任务目的】

1. 清洁皮肤,增进患者舒适感。

2. 刺激皮肤,增强血液循环,增强皮肤的排泄功能,预防感染和压疮等并发症的发生。

3. 观察患者的一般情况,活动肢体,防止肌肉挛缩和关节僵硬等并发症。

【任务要求】

1. 能正确为患者行床上擦浴操作。

2. 操作轻稳,并达到清洁目的。

3. 操作过程中注意保护患者隐私,具备爱伤观念。

【操作流程】

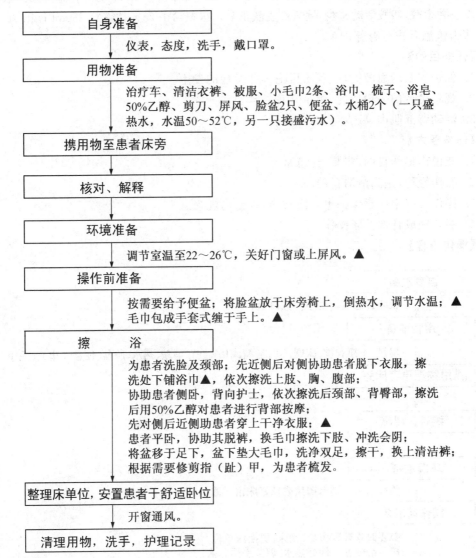

注:"▲"为质量评估关键点。

【综合评价】

1. 操作要求:操作节时节力,注意保暖;患者清洁、舒适,身心愉快。
2. 护患互动较好,具备一定的整体护理能力。

【任务回放】

在寝室内同学间相互进行床上擦浴练习。

任务二 背部护理

【案例展示】

患者陈翼翔,男,74岁。因昨夜打麻将兴奋过度,突发"脑卒中",由于摔倒左侧枕部撞到桌脚致头皮血肿,急诊收治入院。现患者浅昏迷,双侧瞳孔等大等圆,对光反射存在且灵敏,左枕部头皮血肿未散,四肢活动减少,尾骶部皮肤正常。医嘱给予 25% 甘露醇 250ml ivgtt st。

请为该患者进行背部护理。

【任务目的】

1. 促进皮肤的血液循环,预防压疮等并发症的发生。

2. 观察患者的一般情况,满足其身心需要。

3. 活动背部肌肉,减少劳累与酸痛。

【任务要求】

1. 能说出操作目的、步骤、注意事项。

2. 操作轻稳,达到清洁目的。

3. 操作过程中注意保护患者隐私,具备爱伤观念。

4. 能够完成背部按摩操作。

【操作流程】

```
┌──────────────────┐
│   自身准备        │
└──────────────────┘
       │  仪表,态度,洗手,戴口罩。
┌──────────────────┐
│   用物准备        │
└──────────────────┘
       │  屏风、干净衣裤、床刷、50%酒精或10%红花酒精、热水、脸盆、便盆（巾）、毛巾。
┌──────────────────┐
│ 携用物至患者床旁   │
└──────────────────┘
       │
┌──────────────────┐
│   核对、解释      │
└──────────────────┘
       │  戴手套。
┌──────────────────┐
│   环境准备        │
└──────────────────┘
       │  关好门窗,围上屏风或拉好床帘。▲
┌──────────────────┐
│   操作前准备      │
└──────────────────┘
       │  必要时移开床旁桌、刷床、更换床单位;
       │  按需给便盆,倒好热水,调节水温。▲
┌──────────────────┐
│   患者准备        │
└──────────────────┘
       │  松开患者衣扣及裤带,协助患者俯卧或侧卧,背部靠近床沿并朝向护士;▲
       │  脱去一侧衣袖垫于背下,裤下拉至骶尾部旁,检查背部及骨突处皮肤有无破损。
┌──────────────────┐
│   清洁背部        │
└──────────────────┘
       │  将小毛巾包裹于手上成手套状,左手固定肩部,从肩胛部开始向下擦洗至尾骶部,注意保暖。
┌──────────────────┐
│   按    摩        │
└──────────────────┘
       │  手掌大鱼际、小鱼际蘸50%乙醇沿脊柱旁环状向上按摩至肩部,转至腰部,手再轻轻滑至臀部及尾骨处;
       │  再用拇指指腹由骶尾部开始沿脊柱按摩至第七颈椎处;
       │  必要时按摩骨突及受压部位(如肩胛、尾骶部旁、肘部、足底),发红处禁止按摩。
       ↓
```

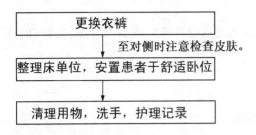

注:"▲"为质量评估关键点。

【综合评价】

1. 操作要求:操作节时、节力、熟练、轻稳、正确,注意保暖;患者背部清洁、舒适。

2. 护理措施得当,未发生受凉、皮肤损伤等情况。

3. 与患者或家属沟通良好,具备整体护理能力。

4. 时间要求:12分钟内。

【任务回放】

同学间相互进行背部按摩手法练习,并熟练掌握包小毛巾手法。

MO KUAI XIANG GUAN LI LUN DIAN

模块相关理论点

皮肤是人体的一个重要部分,是人体最大的器官,也是直接抵御外界有害物质入侵的第一道屏障。长期卧床患者,由于疾病的影响,生活自理能力差,汗液中的盐分及含氮物质常存留在皮肤上,和皮脂、皮屑、灰尘、细菌结合粘于皮肤表面,刺激皮肤,使其抵抗力降低,易导致各种感染。因此,应加强卧床患者的皮肤护理。皮肤护理措施包括:

(一)淋浴与盆浴

适用于全身情况良好的患者。

1. 用物准备

脸盆、肥皂、浴巾、毛巾2条、拖鞋、清洁衣裤。

2. 操作方法

(1)携带用物送病员进浴室,关闭门窗,调节室温在22~24℃之间,浴室不宜上锁,以便在发生意外时医护人员能及时入内。

(2)向患者交代有关事项,如调节水温的方法、呼叫铃的应用,不宜用湿手接触电源开关,贵重物品如手表、钱包、饰物等应代为存放。

(3)了解患者入浴时间,如时间过久应予询问,以防意外。若遇患者发生晕厥,应立即抬出,平卧、保暖,并配合医生共同处理。

3. 注意事项

(1)饭后须过1小时才能进行沐浴,以免影响消化。

(2)水温不宜太热,应在41~46℃间,室温不宜太高,时间不宜过长,以免发生晕厥或烫伤等意外情况。

(3)怀孕7个月以上的孕妇禁用盆浴。

(4)传染病患者应根据病情、病种,按隔离原则进行沐浴。

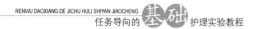

4. 健康教育

指导患者应经常检查皮肤的卫生,根据皮肤情况选择洗澡的次数与方法,选择合适的清洁用品和护肤用品。

5. 评价

(1)患者沐浴过程安全,无意外发生。

(2)沐浴后患者感到舒适、清洁、轻松、愉快。

(3)患者皮肤感到温暖、无刺激。

(二)床上擦浴

床上擦浴适用于病情较重、生活不能自理的患者。如使用石膏、牵引和必须卧床、器官衰竭及无法自行沐浴的患者。

(三)背部护理

经常进行温水擦浴和局部按摩,定时用50%酒精或红花油按摩全背或受压处,可以起到通经活络、促进血液循环、改善局部营养状况、预防压疮等并发症的作用,达到增强皮肤抵抗力和观察患者一般情况的目的。

(四)床上擦浴的注意事项

1. 保护患者,动作要轻稳、敏捷,防止患者受凉。

2. 掌握用毛巾擦洗的步骤:先用涂肥皂的湿毛巾擦洗,再用湿毛巾擦净肥皂,最后用浴巾擦干。在擦洗过程中用力要适当,根据情况更换清水(水温要适宜)。

3. 注意擦洗腋窝、腹股沟等皱褶处。

4. 注意观察病情及全身皮肤情况,如出现寒战、面色苍白、脉速等,应立即停止操作。

5. 每擦洗一个部位均应在其下面垫浴巾。

6. 擦洗动作轻柔、连贯,应在15~30分钟内完成。

7. 脱衣裤时先近侧后对侧,有患肢时先健侧后患侧,穿衣时反之。

8. 背部骨突处涂50%乙醇按摩。

9. 根据季节选用爽身粉、润肤剂等护肤用品。

(五)背部护理的注意事项

1. 操作中,运用人体力学的原理,注意节时节力,动作均匀有节奏、连贯,手法正确,力度适中。

2. 注意保暖,避免患者受凉。

3. 观察患者病情变化,如出现寒战、面色苍白、脉速等征象时,应立即停止擦洗,并给予适当处理。

4. 受压部位如充血发红,禁止按摩。

5. 保护床单、衣物不被沾湿。

LIN CHUANG ZHI SHI LIAN JIE

临床知识链接

(一)床上擦浴新方法

用聚乙烯塑料布制成的床上浴盆,由盆体、充气枕头,充气阀、排水阀、塑料管等组成。

充气后形状为橡皮船型,体积小、操作简便,适用于夏季卧床的患者。

1. 用物

同盆浴用物,另备塑料水槽。

2. 操作方法

将用物携至床旁,向患者做好解释。将水槽放于患者身下,然后充气,使四周挺起一槽形盆,放入 40℃ 左右的温水,床边围屏风,协助患者脱去衣裤后沐浴。洗净后打开下端的排水孔排出污水,再塞住排水孔换水冲净后排尽污水,擦干全身,撤去水槽,更换清洁衣裤,整理床单元。此法节省人力与时间,且清洗彻底。

(二)背部按摩新方法

电动按摩器按摩:电动按摩器是依靠电磁作用,引导治疗器按摩头振动,以代替各种手法按摩。操作者持按摩器,根据不同部位,选择适用的按摩头,紧贴皮肤进行按摩。

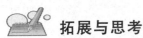 **拓展与思考**

1. 为患者进行床上擦浴时擦洗的顺序如何?

2. 在床上擦浴操作过程中应如何避免患者受凉?

3. 若患者右上肢受伤,请问为该患者穿脱衣服时应按什么顺序进行?

4. 为患者进行背部按摩的顺序如何?

5. 患者长期仰卧位时应加强按摩哪些部位的皮肤?

6. 为什么皮肤发红处禁止按摩,该如何处理?

7. 家中大毛巾如何包裹于手中方便背部护理操作?

(吴永琴,鞠梅)

项目三　无菌、隔离与注射技术

模块一　无菌操作前自身准备

教学目标

认知目标

1. 能叙述七步洗手方法。

2. 能说出洗手指征。

3. 能说出无菌操作自身准备的意义。

情感目标

1. 养成严谨的态度对待各种无菌操作。

2. 无菌操作前自觉做好自身准备。

动作技能目标

1. 能按要求正确做好自身准备。

2. 能正确清洁手。

MO NI BING LI LIAN XI

模拟病例练习

任务　无菌操作前自身准备

【案例展示】

吴护士准备给患者进行静脉输液,在配制药液前,她应该如何做好自身准备,请完成此任务。

【任务目的】

1. 减少院内交叉感染的发生。

2. 防止无菌物品或无菌区域被污染。

【任务要求】

1. 能正确洗手。

2. 能正确戴工作帽和口罩。

【操作流程】

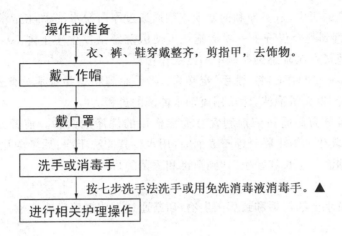

注："▲"为质量评估关键点。

【综合评价】

操作轻快、到位;头发不外露;口罩不漏气;洗手不污染。

【任务回放】

完成以上操作练习。

模块相关理论点

(一) 工作帽的应用

戴工作帽可防止头发上的灰尘及微生物落下造成污染,护理传染病患者时,也可保护自己。工作帽大小应适宜,戴圆帽时头发全部塞入帽内,不得外露。布制工作帽每周更换两次,手术室或严密隔离单位,应每次更换,一次性工作帽需每次更换。

(二) 口罩的应用

戴口罩可防止飞沫污染无菌物品。戴、脱口罩前应洗手,口罩应盖住口鼻,系带松紧适宜,不可用污染的手触及。不用时不宜挂于胸前,应将污染面向内折叠后,放入干净衣袋内。口罩一经潮湿,则病菌易于侵入,应及时更换,接触严密隔离患者也应每次用后更换。一次性口罩使用不超过 4 小时。戴工作帽和口罩的方法见图 3-1 和 3-2。

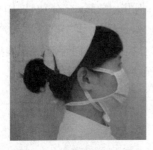

图 3-1　燕尾帽戴口罩法

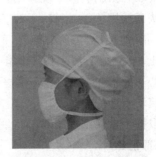

图 3-2　圆帽戴口罩法

(三)洗手与消毒手

综观医院感染的历史,从奥地利的塞麦尔维斯通过漂白粉水洗手,使产褥热的死亡率由10％下降至1％,直到现今仅洗手一项措施就可使医院感染发生率下降50％,这足以说明,彻底洗手与手的消毒在医院感染控制中的巨大作用。

美国疾病控制中心(CDC)将"洗手"定义为:将手涂满肥皂并对其所有表面进行强而有力的短暂的摩擦,产生大量泡沫,然后用流动水冲洗的过程。

手部洗涤剂可分为普通清洁剂和含有消毒作用的洗涤剂两种。前者为机械去污染过程,能使皮肤脂肪乳化和微生物悬浮于表面,再用水将其冲洗干净;后者为化学去污染过程,能杀死微生物或抑制其生长和繁殖,达到消毒和灭菌的目的。

1. 洗手目的

清除医务人员手上的污垢和致病微生物,切断通过手传播感染的途径。

2. 洗手设备

(1)病房及各种诊疗科室应设有流动水洗手设备,开关采用脚踏式、肘式或感应式。

(2)肥皂应保持清洁、干燥,有条件的医院可用液体皂。

(3)可选用纸巾、风干机、擦手毛巾等擦干双手。擦手毛巾应保持清洁、干燥,每日消毒。

(4)不便于洗手时,应配备快速手消毒剂。

3. 洗手指征

(1)接触患者前后,特别是在接触有破损的皮肤、黏膜(伤口)和侵入性操作前后。

(2)进行无菌操作前后,进入和离开隔离病房、ICU、母婴室、新生儿病房、烧伤病房、感染性疾病病房等重点部门时,戴口罩和穿脱隔离衣前后。

(3)接触血液、体液和被污染的物品后。

(4)脱手套后。

(5)接触清洁物品前、处理污染物品后。

(6)上厕所前后。

4. 正确的洗手方法

单纯肥皂(或洗涤剂)洗手法:

(1)取下手上的饰物及手表,打开水龙头,冲湿双手。

(2)接取无菌肥皂液或洗涤剂。

(3)认真揉搓掌心、指缝、手背、手指关节、指腹、指尖、拇指、腕部,充分搓洗10～15秒,注意指尖、指缝、拇指、指关节等处,范围为双手手腕及腕上10cm。

洗手七步法:掌心擦掌心→十指交叉,掌心擦掌心→掌心擦掌背→两手互握互擦指背→指尖摩擦掌心→拇指在掌中旋转→揉搓手腕。每个步骤来回至少10次,两手交叉清洗。

(4)流动水冲洗。

(5)取擦手巾或纸擦干双手。

5. 手部消毒

(1)手消毒指征:① 进入和离开隔离病房、穿脱隔离衣前后;② 接触血液、体液和被污染的物品后;③ 接触特殊感染病原体后;④ 实施侵入性操作前;⑤ 护理免疫力低下的患者或新生儿前。

（2）手消毒方法：用消毒剂杀灭手上沉积的致病微生物，主要是暂驻菌。常驻菌也可被部分杀死。① 用快速手消毒剂如免洗消毒液揉搓双手；② 用消毒剂浸泡双手：常用的有含氯消毒剂、75%乙醇、碘伏擦手剂、洗必泰酒精擦手剂、0.1%～0.2%过氧乙酸、60%异丙醇等。

6. 洗手注意事项

（1）认真清洗指甲、指尖、指缝和指关节等易污染的部位。

（2）手部不佩戴戒指等饰物。

（3）应当使用一次性纸巾或者干净的小毛巾擦干双手，擦手小毛巾应一用一消毒。

（4）手未受到患者血液、体液等物质明显污染时，可以使用速干手消毒剂消毒双手代替洗手。

临床知识链接

（一）手部皮肤的带菌情况

手上所带细菌可分为两大类：常驻菌和暂驻菌。

1. 常驻菌

可在皮肤上生长繁殖，其中有10%～20%长期寄生于皮肤的深层，生活在毛囊孔和皮脂腺开口处，用常规取样方法不能收集到，也不会被洗手或一般消毒方法所杀灭，常见的有葡萄球菌、棒状杆菌、丙酸杆菌和白色念珠菌等。

2. 暂驻菌

是在工作中临时污染的微生物，一般来源于环境，它的组成往往与所从事的工作有关，包括许多种病原菌，如链球菌、假单胞菌、克雷伯菌、沙门氏菌和金黄色葡萄球菌等，只能在短期内分离到，很少在皮肤上繁殖；附着不牢固，但与医院感染关系密切。暂驻菌大部分易用机械（冲洗）或化学（消毒）方法去除。

（二）N95 口罩

1. N95 口罩简介

N95 口罩（图 3 - 3）是美国国家职业安全卫生研究所（NIOSH）在 1995 年制定的 9 种标准之一。"N"表示"不耐油（not resistant to oil）"。"95"表示暴露在规定数量的专用试验粒子下，口罩内的粒子浓度要比口罩外粒子浓度低 95%，其中 95% 这一数值不是平均值，而是最小值，所以实际产品的平均值大多设定在 99% 以上。N95 口罩是美国指定用于防范结核杆菌的口罩，可以有效滤除结核杆菌（直径约为 $0.3\sim0.6\mu m$，长 $1\sim4\mu m$）。N95 口罩用 $0.3\mu m$ 氯化钠微粒进行测试，阻隔效率须达 95% 以上，并经戴用者脸庞紧密度测试，确保在密贴脸部边缘状况下，空气能透过口罩进出，符合此测试的才发出 N95 认证号码。正确佩戴口罩可以有效阻隔病原体，防止传染病诸如 SARS、流感的接触传播。

目前，国内防护口罩的检测方法和国外的检测方法存在一定差距，一般来说，通过国内现有标准认证合格的防护口罩尚不能达到 N95 级别标准。

2. N95 口罩正确佩戴方法

（1）先将头带每隔 2～4cm 处拉松，手穿过口罩头带，金属鼻位向前。

（2）戴上口罩并紧贴面部，口罩上端头带放于头后，然后下端头带拉过头部，置于颈后，调校至舒适位置(图 3 - 4)。

（3）双手指尖沿着鼻梁金属条，由中间至两边，慢慢向内按压，直至紧贴鼻梁(图 3 - 5)。

（4）双手尽量遮盖口罩并进行正压及负压测试(图 3 - 6)。

正压测试：双手遮着口罩，大力呼气。如空气从口罩边缘溢出，即佩戴不当，须再次调校头带及鼻梁金属条。

负压测试：双手遮着口罩，大力吸气。口罩中央会陷下，如有空气从口罩边缘进入，即佩戴不当，须再次调校头带及鼻梁金属条。

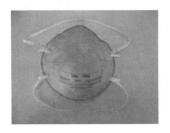

图 3 - 3　N95 口罩

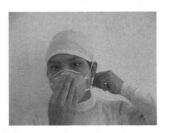

图 3 - 4　N95 口罩用法 1

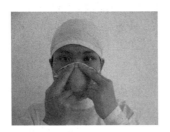

图 3 - 5　N95 口罩用法 2

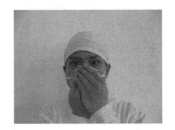

图 3 - 6　N95 口罩用法 3

3. 使用 N95 型口罩注意事项

N95 型口罩是有呼吸闸的口罩。在湿热或通风较差或劳动量较大的工作环境，使用具有呼吸阀的口罩可帮助使用者在呼气时更感舒适。使用时应注意以下几个问题：

（1）更换时间：使用时间应根据个人使用情况及环境而定，当发现以下其中一项情况，应立即更换：① 口罩受污染，如染有血渍或飞沫等异物；② 使用者感到呼吸阻力变大；③ 口罩损毁。

（2）不适合佩戴该口罩的情况有：① 患呼吸系统疾病者，如哮喘、肺气肿等；② 孕妇；③ 佩戴后身体感到不适者，如感呼吸困难、头晕等。

（三）手消毒方法进展

甲肝和戊肝病毒污染手和皮肤的消毒：可采用 0.1% 过氧乙酸消毒剂浸泡 1～3 分钟，或用异丙醇与洗必泰制成的速效消毒剂，擦拭 3 分钟。

乙肝、丙肝、丁肝病毒污染手的消毒：可用流水、肥皂洗手后用 0.2% 过氧乙酸浸泡或用异丙醇与洗必泰制成的速效消毒剂浸泡 5 分钟，然后用水冲洗。

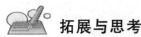

拓展与思考

1. 在手术室内应该戴何种帽子？其他仪表要求如何？
2. 临床上看到有些护士戴口罩露出鼻子以利呼吸,这样做正确吗？为什么？
3. 洗手与消毒手有何本质区别？
4. 专业的七步洗手法步骤如何？

（吴永琴,傅静）

模块二 无菌技术

教学目标

认知目标

1. 能说出无菌技术的定义和目的。
2. 能说出不同无菌物品的有效期。
3. 能分辨出无菌操作中的无菌区与非无菌区。

情感目标

在护理工作中始终坚守无菌观念,不污染无菌物品,尽量减少跨越无菌区。

动作技能目标

1. 能正确取、持无菌持物钳;能根据夹取物品的种类选择合适的持物钳。
2. 能正确打开无菌容器;能正确取出无菌容器内的物品。
3. 能正确打开无菌包;能正确取出无菌包内的物品;若一次未取完,能正确打包并标记。
4. 能正确铺无菌治疗盘;能正确取出无菌盘内物品。
5. 能正确打开无菌溶液瓶塞;能正确倾倒溶液;若溶液一次未用完,能正确处理。
6. 能正确戴、脱无菌手套;能选择适合自己双手大小的无菌手套。

MO NI BING LI LIAN XI
模拟病例练习

任务一 从无菌容器中夹取无菌物品

【案例展示】

为给某外科患者进行伤口换药,请使用无菌持物钳从无菌罐和无菌贮槽中分别夹取出无菌纱布、无菌弯盘,准备好换药用物。

【任务目的】

1. 无菌持物钳用于取放和传递无菌物品。

2. 无菌容器主要存放无菌物品,以保持其无菌状态不被污染。

【任务要求】

1. 能正确取、持无菌持物钳。

2. 能根据夹取物品的性质选择合适的持物钳。

3. 能正确打开无菌容器并及时盖严。

【操作流程】

```
┌─────────────────┐
│    自身准备      │
└─────────────────┘
        │ 洗手,戴口罩。
┌─────────────────┐
│    用物准备      │
└─────────────────┘
        │ 无菌泡镊筒、无菌持物钳、包无菌纱布罐、无菌弯盘贮槽、笔。
┌─────────────────┐
│    环境准备      │
└─────────────────┘
        │ 操作前半小时停止一切清扫活动,减少人员走动;
        │ 评估操作环境是否符合要求。
┌─────────────────┐
│  打开无菌持物钳包 │
└─────────────────┘
        │ 检查无菌持物钳包有无破损、潮湿,消毒指示胶带是否变色及其有效期;
        │ 打开无菌钳包,取出镊子罐置于治疗台面上。
┌─────────────────┐
│   使用无菌持物钳  │
└─────────────────┘
        │ 将钳移至容器中央,使前端闭合向下,不可触及容器口边缘。▲
┌─────────────────┐
│   打开无菌容器    │
└─────────────────┘
        │ 检查相应无菌容器标签、有效期和密闭性;▲
        │ 打开容器盖内面向上置于稳妥处或拿在手中,用无菌持物钳从中夹取无菌物品;▲
        │ 取物后,立即盖严容器,容器和持物钳第一次打开需注明打开日期、时间并签名。▲
┌─────────────────┐
│    用物归位      │
└─────────────────┘
```

注:"▲"为质量评估关键点。

【综合评价】

1. 取放无菌持物钳时钳端闭合,未触及溶液面以上部分或罐口边缘。

2. 使用过程中始终保持钳端向下,未触及非无菌区。

3. 使用完毕立即放回罐内,并将钳端打开。

【任务回放】

用无菌持物钳和无菌持物镊到隔壁治疗室取用无菌弯盘两个和无菌棉球若干。

任务二　取无菌治疗巾铺无菌盘

【案例展示】

心内科治疗室内需要集中配药,现请从无菌包中取出无菌治疗巾为该病房早班护士铺好一个无菌盘,以放置配药时备用的注射器。

【任务目的】

1. 无菌包用于存放无菌物品,防止其被污染。

2. 无菌盘是将无菌治疗巾铺在洁净、干燥的治疗盘内,形成一无菌区,放置无菌物品,以供检查、治疗之用。

【任务要求】

1. 能正确铺好无菌盘,无污染。

2. 能正确打开无菌包取用无菌治疗巾。

3. 树立无菌观念,不跨越无菌区。

【操作流程】

自身准备

洗手,戴口罩。

用物准备

治疗盘、无菌包(内有2块无菌治疗巾)、无菌持物钳、笔。

环境准备

台面清洁、干燥、宽敞、定期消毒,操作前半小时停止一切清扫活动,减少人员走动。

打开无菌包

检查无菌包标签、有效期及包布质量;▲
开包:逐层打开,用无菌持物钳取出无菌治疗巾置治疗盘内,不跨越无菌区,不污染包布内面;▲
如包内物品未用完,按原折痕包盖,系带横向扎好,注明开包日期、时间并签名。▲

铺无菌盘

治疗巾双折铺治疗盘,上层折成扇形开口向外,放入无菌物品盖好,边缘折叠。▲

注明铺盘日期、 盘内容物、签名

注:"▲"为质量评估关键点。

【综合评价】

1. 打开无菌包时系带处理妥善。

2. 开包、关包时手未触及包布内面。

3. 包内物品未用完关包时系带横向扎好。

4. 准确注明开包日期及时间、签名。

5. 无菌巾的位置恰当,放入无菌物品后上下两层的边缘对齐。

6. 无菌巾上物品放置有序,取用方便。

7. 夹取、放置无菌物品时,手臂未跨越无菌区。

8. 操作中无菌巾内面未被污染。

【任务回放】

请为某病房治疗班护士铺一个无菌盘放置无菌注射器,以备集体肌肉注射时使用。

任务三　倾倒无菌溶液

【案例展示】

患者孙燕,女,41岁,因发现腹内包块1年,近3个月明显增大,门诊行B型超声波检查,提示"子宫肌瘤",要求手术治疗,拟"子宫肌瘤,输卵管积水"收住入院。目前患者情况良好,大小便正常,食欲好,腹胀明显,诉睡眠差。主治医生定于今日14时行"全子宫＋双侧附件切除术"。责任护士正在为该患者做术前准备,在导尿过程中需要你帮她在小药杯内倒入20ml生理盐水以便注入气囊内,请你完成该项任务。

【任务目的】

取用无菌溶液,供检查、治疗使用。

【任务要求】

1. 能正确倾倒无菌溶液。

2. 能判断无菌溶液是否在有效期内。

3. 树立无菌观念,不污染无菌区。

【操作流程】

自身准备
↓ 洗手,戴口罩。
用物准备
↓ 无菌溶液、启瓶器、弯盘、消毒用物、小药杯、笔。
环境准备
↓ 环境清洁、干燥、宽敞、定期消毒,操作前半小时停止一切清扫活动,减少人员走动。
操　　作
↓ 取无菌溶液密封瓶、去灰、核对、检查瓶体和溶液质量;▲ 开瓶盖,一手翻开并拉出瓶塞,另一手拿瓶,瓶签朝掌心,冲洗瓶口,倒液到小药杯内;▲ 倒液完毕,塞进瓶塞,消毒后盖好;▲ 在瓶签上注明开瓶日期、时间并签名。▲
用物归位

注:"▲"为质量评估关键点。

【综合评价】

1. 手未污染瓶口及瓶塞内面。

2. 倾倒溶液时,瓶签未浸湿,液体未溅出。

【任务回放】

请为某手术护士倾倒无菌生理盐水助其冲洗手套外面的滑石粉。

任务四　戴(脱)无菌手套

【案例展示】

患者李某,男,52 岁,因"膀胱癌"收治入院。因化疗药物大多可致不同程度的静脉损伤,不可避免地出现静脉炎、药物外渗等有关毒副反应,且一旦外渗,则致局部组织溃烂、坏死,甚者深达骨骼,造成功能障碍,以致影响患者的正常化疗。对此,护士积极行 PICC 穿刺技术,即经外周静脉将导管置入中心静脉,现你作为穿刺护士,需要戴上无菌手套继续操作,操作完毕需要脱去手套。

请你完成戴、脱无菌手套的操作。

【任务目的】

1. 在进行严格的医疗护理操作时确保无菌效果。

2. 防止交叉感染。

【任务要求】

1. 能正确区分无菌手套的无菌面与非无菌面。

2. 能正确戴手套,不污染无菌面,不在视线以外戴手套。

3. 能根据自己手形选择大小合适的手套。

【操作流程】

```
┌──────────┐
│  自身准备  │
└────┬─────┘
     │  剪指甲,取下手表,洗手,戴口罩。
┌────┴─────┐
│  用物准备  │
└────┬─────┘
     │  无菌手套包或一次性手套。
┌────┴─────┐
│  环境准备  │
└────┬─────┘
     │  环境清洁、干燥、宽敞、定期消毒,操作前半小时停止一切清
     │  扫活动,减少人员走动。
┌────┴─────┐
│  戴手套   │
└────┬─────┘
     │  核对无菌手套袋外的号码和灭菌日期、灭菌效果;▲
     │  打开手套袋,取出滑石粉包,避开无菌区涂擦双手(一次性
     │  手套免去此步骤);
     │  两手掀开手套袋开口处,分别捏住两手套的翻折部分取出,
     │  检查拇指是否相对;▲
     │  五指对准先戴一只,再以戴好手套的手指插入另一手套的
     │  反折内面,同法戴好;▲
     │  双手调整手套位置,将手套的翻边扣套在工作服衣袖外面;
     │  去粉,检查有无破损,入体腔前用无菌生理盐水冲洗。
     ↓
```

脱手套

操作完毕,先冲净血迹;一手捏住另一手套腕部外面翻转脱下,
脱下手套的手插入另一手套内将其翻转脱下;
将手套浸泡在消毒液内或弃于医疗垃圾袋内。

整理用物

注:"▲"为质量评估关键点。

【综合评价】

1. 滑石粉未洒落于手套及无菌区内。

2. 戴、脱手套时未强行拉扯手套边缘,无污染。

3. 操作始终在腰部或操作台面以上水平进行。

【任务回放】

请练习戴无菌手套袋内的手套和一次性手套,比较两者不同点,注意已戴手套的手拇指不得捏另一手套的内面。

MO KUAI XIANG GUAN LI LUN DIAN

模块相关理论点

无菌技术是医疗、护理操作中预防和控制交叉感染的一项重要基本操作。在无菌操作过程中,任何一个环节都不得违反无菌操作原则,否则就有造成交叉感染的机会,给患者带来不应有的痛苦和危害。

无菌技术的目的是保持无菌物品及无菌区域不被污染,防止病原微生物侵入或传播给他人。

(一) 无菌持物钳(镊)的使用法

1. 持物钳(镊)的类别

临床常用的持物钳(镊)有卵圆钳、三叉钳和长、短镊子。

(1)卵圆钳:钳的柄部有两环,使用时手指套入环内,钳的下端(持物端)有两个小环,可用于夹取刀、剪、钳、镊、治疗碗及弯盘等。由于两环平行紧贴,不能持重物。

(2)三叉钳:结构和卵圆钳相似,不同处是钳的下端为三叉类,呈弧形向内弯曲。用于夹取盆、盒、瓶、罐等较重的物品。

(3)镊子:镊的尖端细小,使用时灵巧方便。用于夹取棉球、棉签、针头、注射器、缝针等小物品。

2. 无菌持物钳(镊)的使用法

(1)浸泡高度:若为消毒液浸泡消毒,消毒液面需超过轴节以上 2～3cm 或镊子 1/2 以上。每个容器内只能放一把配套的无菌持物钳(镊)。

(2)取放无菌持物钳(镊)时,尖端闭合,不可触及容器口缘及溶液面以上的容器内壁,手持上 1/3 段。手指不可触摸浸泡部位。使用时保持尖端向下,不可倒转向上,以免消毒液倒流污染尖端。用后立即放回容器内,并将轴节打开。如取远处无菌物品时,无菌持物钳(镊)应连同容器移至无菌物品旁使用。

(3) 无菌持物钳(镊)不能触碰未经灭菌的物品,也不可用于换药或消毒皮肤。如被污染或可疑污染时,应重新消毒灭菌。

(4) 无菌持物钳(镊)及其浸泡容器,每周消毒灭菌 1 次,并更换消毒溶液及纱布。外科病室每周 2 次,手术室、门诊换药室或其他使用较多的部门,应每日灭菌 1 次。若用干燥法保存,4~8 小时更换 1 次。

(二)无菌容器的使用法

经灭菌处理,盛放无菌物品的器具称无菌容器,如无菌盒、贮槽、罐等。打开前应先检查品名、有效期、责任人、指示胶带、密闭性,打开应内面向上放置稳妥处或拿在手中,开盖应超过 90°,手不可触及盖的边缘及内面。取物后应及时加盖并盖严,注明打开容器的日期时间并签全名。移动无菌容器时手应托住无菌容器的底部。无菌容器应每周消毒灭菌 1 次。

(三)无菌包的使用法

一般无菌物品放于质厚、致密、未脱脂的双层纯棉布包内。

1. 无菌包的包扎法

将物品置于包布中间,内角盖过物品,并翻折一小角,而后折盖左、右两角(角尖端均向外翻折),盖上外角,十字形系好带子,在包外注明物品名称、灭菌日期并签名。

2. 无菌包的打开法

取无菌包时,先查看名称、灭菌日期、签名、化学指示胶带有无变色、包布有无潮湿破损。将无菌包放在清洁、干燥、宽敞的台面上,解开系带卷放于包布角下,依次揭左右角,最后揭开内角,注意手不可触及包布内面。用无菌钳取出所需物品,放在已备好的无菌区域内,尤其注意勿跨越无菌区。如包内物品一次未用完,则按原折痕一字形包好,注明开包日期、时间并签名,无污染情况下有效期为 24 小时。如不慎污染包内物品或被浸湿,则需要重新灭菌。

3. 一次性开包取物法

一次取无菌包内全部物品时,可将包托在手上打开。解开系带挽结,一手托住无菌包,另一手依次打开包布四角翻转塞入托包的手掌内,准确地将包内物品放入无菌容器或无菌区域内(勿触碰容器口缘),盖好。

(四)无菌盘的铺法

无菌盘是将无菌治疗巾铺在清洁、干燥的治疗盘内,使其内面为无菌区,可放置无菌物品,以供治疗和护理操作使用。铺好的无菌盘有效期限不超过 4 小时。

1. 无菌治疗巾的折叠法

将双层棉布治疗巾横折数次,将开口边分别向外翻折对齐。

2. 无菌治疗巾的铺法

手持治疗巾两开口外角呈双层展开,由远端向近端铺于治疗盘内。两手捏住治疗巾上层,下边两外角向上呈扇形折叠,内面向外。

3. 无菌盘的折叠

取所需无菌物品放入无菌区内,覆盖上层无菌巾,使上、下层边缘对齐,开口向上反折 2 次,两边向下或向上(内有液体时)反折 1 次。注意边缘与治疗盘平齐,注明盘内用物、铺盘日期时间并签名。

（五）无菌溶液的倒取法

取无菌溶液瓶,擦净灰尘,核对标签上的品名、浓度、剂量、有效期,检查瓶盖有无松动,瓶身瓶底有无裂痕,溶液有无沉淀、混浊、变色、絮状物,检查不少于 10 秒钟。符合上述要求者方可使用。

揭去铝盖,向上用一手食指和中指撑入橡胶塞盖内拉出。瓶签朝掌心,先倒少量溶液于弯盘内(瓶口距弯盘 10cm 左右)以冲洗瓶口,平移,再由瓶口倒出溶液于无菌容器中。无菌溶液一次未用完时,按常规消毒瓶塞,翻回瓶塞。注明开瓶日期、时间并签名,开启后的无菌溶液有效期不超过 24 小时。

（六）无菌手套的戴法

1. 戴无菌手套

强调自身准备:洗净擦干双手,除去手表。

操作步骤见任务四。双手置胸前,以免污染。

戴手套高度:腰水平或桌面以上,肩水平以下。

2. 脱手套

脱手套时不可用力强拉手套边缘或手指部分。

戴脱手套口诀:"未戴手套的手只能碰手套的内面,戴好手套的手只能碰手套的外面。"

（七）无菌技术操作原则

1. 无菌操作环境应清洁、宽阔。操作前半小时停止清扫、换被等,避免减少尘埃飞扬、人群流动。

2. 工作人员要穿戴整洁,洗手、剪指甲。

3. 无菌物品与非无菌物品严格分开放置,且有明显标志。无菌物品不可暴露于空气中,应存放在无菌包或无菌容器中。无菌包外有品名、有效期、责任人,按失效先后顺序摆放。一般情况下有效期为 7 天,过期或受潮要重新灭菌。

4. 无菌操作时,应明确无菌区与非无菌区。

5. 操作者应与无菌区保持一定距离,面向无菌区;用无菌持物钳取物;在腰部以上高度操作;不可跨越无菌区;避免谈笑、咳嗽、打喷嚏;疑污染应重新消毒。

6. 一套无菌物品只供一位患者使用。

（八）无菌技术操作的注意事项

1. 取放无菌持物钳时,不可触及容器口缘及液面以上的容器内壁,以免污染。

2. 不可用无菌持物钳夹取油纱布,防止油粘于钳端而影响消毒效果。

3. 无菌包如超过有效期,潮湿或破损不可使用。

4. 取出无菌物品时,不可触及容器盖的边缘及内面。

5. 不可将物品伸入无菌溶液瓶内蘸取溶液,已倒出的溶液不可再倒回瓶内。

6. 勿使瓶口接触容器口周围。

7. 已戴手套的手不可触及未戴手套的手及另一只手套的内面,未戴手套的手不可触及手套的外面。

9. 脱手套时,如手套上有血迹或污染严重时,应先清洗干净后再浸泡于消毒液中。

临床知识链接

（一）无菌持物钳研究进展

干式持物钳在使用时，无化学消毒剂的残留，对夹取严禁潮湿、不能用生理盐水冲洗的物品，如敷料等尤为好用，同时能避免消毒剂刺激组织引起过敏反应。使用干式持物钳不需消毒液浸泡，可避免湿式持物钳因操作不慎使钳端倒置造成消毒液倒流而污染钳端，也减少了消毒液的消耗，降低了成本。

（二）无菌包装的研究进展

临床上使用频繁、用量多的治疗包现多采用一次性纸塑包装（如治疗包、拆线、换药、护理包等）及小包装（如棉球、纱布等消耗品）。这样，既方便了临床使用，又避免了因大包装剩余物品反复灭菌而造成的浪费。

 拓展与思考

1. 用消毒液浸泡无菌持物钳有哪些要求？
2. 写出各种无菌物品的有效期。
3. 写出各种无菌物品的无菌区。
4. 如何将无菌包内物品一次性取出而不污染它？

（吴永琴，傅静）

模块三　注射法

教学目标

认知目标

1. 说出皮内、皮下、肌肉注射法的概念。
2. 复述皮内、皮下、肌肉注射法的注意事项。

情感目标

1. 养成爱伤观念；在护理工作中始终保护患者隐私。
2. 养成"三查七对"和无菌操作习惯，避免差错和交叉感染发生。

动作技能目标

正确完成皮内、皮下、肌肉注射操作，做到动作连贯协调，进针角度、深度、药量三准确等。

模拟病例练习

任务一 皮内注射

【案例展示】

患者丁涛,男,28 岁,因"发热、咳嗽 2 天"拟"肺部感染"收入呼吸内科 3 床,医嘱予青霉素 80 万单位 im Bid. 治疗。

请先为该患者执行青霉素皮试。

【任务目的】

常用于药物过敏试验、预防注射或作为局麻起始步骤。

【任务要求】

1. 能正确配制青霉素过敏试验液。

2. 能复述各种药物过敏试验的浓度及结果判断。

3. 始终贯穿无菌技术原则。

4. 能正确完成皮内注射操作,做到动作连贯协调,进针角度、深度、药量三准确等。

【操作流程】

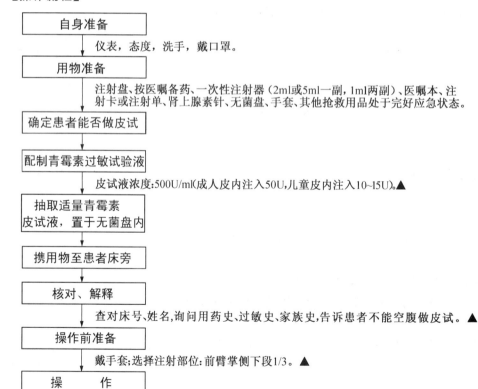

自身准备
└─ 仪表,态度,洗手,戴口罩。

用物准备
└─ 注射盘、按医嘱备药、一次性注射器(2ml或5ml一副,1ml两副)、医嘱本、注射卡或注射单、肾上腺素针、无菌盘、手套、其他抢救用品处于完好应急状态。

确定患者能否做皮试

配制青霉素过敏试验液
└─ 皮试液浓度:500U/ml(成人皮内注入50U,儿童皮内注入10~15U)。▲

抽取适量青霉素皮试液,置于无菌盘内

携用物至患者床旁

核对、解释
└─ 查对床号、姓名,询问用药史、过敏史、家族史,告诉患者不能空腹做皮试。▲

操作前准备
└─ 戴手套;选择注射部位:前臂掌侧下段1/3。▲

操　　作
└─ 消毒:用70%酒精以注射点为圆心,由内向外环形消毒,直径大于5cm;▲
注射:调整针尖斜面,排气,绷紧皮肤,针头斜面向上约5°进针,针尖斜面完全进入皮内后,固定针栓,推注药液推药0.1ml呈圆形皮丘;▲
拔针:勿按揉和压迫。▲

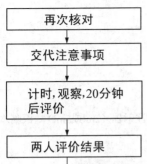

阴性:皮丘无改变,周围无红肿,无自觉症状;
阳性:皮丘隆起,红晕,硬块,直径>1cm,有伪足或局部发痒,严重时可有头晕、心慌、恶心等,甚至发生过敏性休克; ▲
假阳性:有疑问者可在对侧手臂做对照试验。▲

阴性:在临时医嘱单记录(两人签名),在注射单、输液单注明;
阳性:红笔在医嘱单、体温单、输液单、病员一览表、床头卡上注明并通知医生交班,告诉患者试验结果。▲

注:"▲"为质量评估关键点。

【综合评价】

1. 操作要求:动作节力、熟练、轻稳、正确。

2. 与患者互动良好,具备一定的整体护理能力。

3. 时间要求:15分钟。

【任务回放】

请为一需注射头孢曲松的患者进行皮试。

任务二　肌肉注射

【案例展示】

患者王晓燕,女,41岁,因"急性阑尾炎"收治入院,入院后已做术前常规检查,并由主治医生于今日上午9时为其行"阑尾切除术"。术后医嘱给予肌注青霉素80万单位抗感染治疗。李护士刚给该患者做过青霉素皮试,结果判断为阴性。

请为该患者肌肉注射青霉素。

【任务目的】

1. 根据药物或病情不宜采用口服给药。

2. 要求药物在短时间发生疗效而又不适于或不必要采用静脉给药。

【任务要求】

1. 能正确完成肌肉注射给药。

2. 能复述肌肉注射给药法的目的和注意事项。

3. 操作中始终贯穿无菌原则。

4. 能正确完成肌肉注射操作,做到动作连贯协调,保证进针角度、深度、药量三准确。

【操作流程】

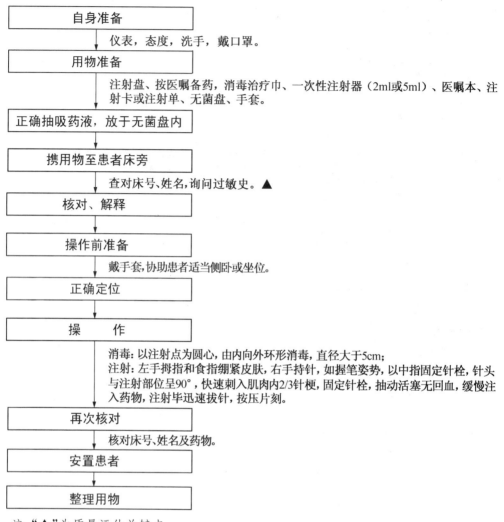

```
┌─────────────────────┐
│      自身准备        │
└─────────────────────┘
        ↓  仪表，态度，洗手，戴口罩。
┌─────────────────────┐
│      用物准备        │
└─────────────────────┘
        ↓  注射盘、按医嘱备药，消毒治疗巾、一次性注射器（2ml或5ml）、医嘱本、注
           射卡或注射单、无菌盘、手套。
┌─────────────────────┐
│  正确抽吸药液，放于无菌盘内  │
└─────────────────────┘
        ↓
┌─────────────────────┐
│    携用物至患者床旁    │
└─────────────────────┘
        ↓  查对床号、姓名,询问过敏史。▲
┌─────────────────────┐
│     核对、解释       │
└─────────────────────┘
        ↓
┌─────────────────────┐
│     操作前准备       │
└─────────────────────┘
        ↓  戴手套,协助患者适当侧卧或坐位。
┌─────────────────────┐
│      正确定位        │
└─────────────────────┘
        ↓
┌─────────────────────┐
│      操    作        │
└─────────────────────┘
        ↓  消毒：以注射点为圆心，由内向外环形消毒，直径大于5cm；
           注射：左手拇指和食指绷紧皮肤，右手持针，如握笔姿势，以中指固定针栓，针头
           与注射部位呈90°，快速刺入肌肉内2/3针梗，固定针栓，抽动活塞无回血，缓慢注
           入药物，注射毕迅速拔针，按压片刻。
┌─────────────────────┐
│      再次核对        │
└─────────────────────┘
        ↓  核对床号、姓名及药物。
┌─────────────────────┐
│      安置患者        │
└─────────────────────┘
        ↓
┌─────────────────────┐
│      整理用物        │
└─────────────────────┘
```

注："▲"为质量评估关键点。

【综合评价】

1. 操作要求：动作节力,操作熟练、轻稳、正确。

2. 与患者互动良好,具备一定的整体护理能力。

3. 时间要求：8分钟。

【任务回放】

要求学生按以上操作步骤完成另一肌肉注射任务。

任务三 皮下注射

【案例展示】

患者李琼,57岁,患2型糖尿病10年。过去,她一直口服降糖药治疗,血糖控制平稳,无低血糖发作。半年前,李女士做了卵巢癌切除手术,术后医嘱改用预混胰岛素（诺和灵30R）12～14单位早、晚餐前半小时皮下注射,并一直定期化疗。

请按医嘱给患者皮下注射胰岛素。

【任务目的】
1. 根据药物或病情不宜采用口服的。
2. 要求药物在短时间发生疗效而又不适于或不必要采用静脉给药的。

【任务要求】
1. 能正确完成皮下注射给药的操作。
2. 能复述皮下注射给药法的目的和注意事项。
3. 操作中始终贯穿无菌原则。
4. 能正确完成肌肉注射操作,做到动作连贯协调,进针角度、深度、药量三准确等。

【操作流程】

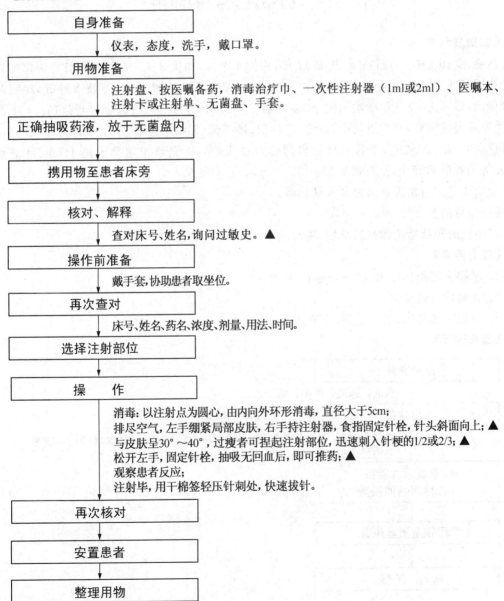

```
┌─────────────────────────┐
│      自身准备            │
└─────────────────────────┘
     │ 仪表,态度,洗手,戴口罩。
┌─────────────────────────┐
│      用物准备            │
└─────────────────────────┘
     │ 注射盘、按医嘱备药,消毒治疗巾、一次性注射器(1ml或2ml)、医嘱本、
     │ 注射卡或注射单、无菌盘、手套。
┌─────────────────────────┐
│ 正确抽吸药液,放于无菌盘内 │
└─────────────────────────┘
     │
┌─────────────────────────┐
│   携用物至患者床旁        │
└─────────────────────────┘
     │
┌─────────────────────────┐
│     核对、解释           │
└─────────────────────────┘
     │ 查对床号、姓名,询问过敏史。▲
┌─────────────────────────┐
│     操作前准备           │
└─────────────────────────┘
     │ 戴手套,协助患者取坐位。
┌─────────────────────────┐
│      再次查对            │
└─────────────────────────┘
     │ 床号、姓名、药名、浓度、剂量、用法、时间。
┌─────────────────────────┐
│     选择注射部位         │
└─────────────────────────┘
     │
┌─────────────────────────┐
│      操   作             │
└─────────────────────────┘
     │ 消毒:以注射点为圆心,由内向外环形消毒,直径大于5cm;
     │ 排尽空气,左手绷紧局部皮肤,右手持注射器,食指固定针栓,针头斜面向上;▲
     │ 与皮肤呈30°~40°,过瘦者可捏起注射部位,迅速刺入针梗的1/2或2/3;▲
     │ 松开左手,固定针栓,抽吸无回血后,即可推药;▲
     │ 观察患者反应;
     │ 注射毕,用干棉签轻压针刺处,快速拔针。
┌─────────────────────────┐
│      再次核对            │
└─────────────────────────┘
     │
┌─────────────────────────┐
│      安置患者            │
└─────────────────────────┘
     │
┌─────────────────────────┐
│      整理用物            │
└─────────────────────────┘
```

注:"▲"为质量评估关键点。

【综合评价】

1. 操作要求：动作节力,操作熟练、轻稳、正确。

2. 与患者互动良好,具备一定的整体护理能力。

3. 时间要求：8分钟。

【任务回放】

要求学生按以上操作步骤完成本任务。

(余昌妹)

任务四 微量注射泵的应用

【案例展示】

赵斐,女,67岁。间断咳嗽,气喘17年,再发1个月,加重3天。17年来,患者于每年夏季受凉后间断出现咳嗽、憋喘,痰少,无发热,胸痛,咳大量白色脓性痰,下肢水肿等,经我院门诊诊治,诊断为"支气管哮喘",给予"必可酮 $500\mu g$ bid"可缓解,缓解后自行停药。1个月前,受凉后出现咳嗽,咳少量黄痰,自觉呼气时有哮鸣音,无明显憋喘,于家中自行吸入"必可酮"(量同前)治疗,效差,于我院呼吸科门诊收住入院。医嘱给予地塞米松10mg、沐舒坦60mg等药物静脉滴注,氨茶碱0.25g加入 NS 50ml 静脉泵入。

请用微量注射泵为该患者泵入氨茶碱。

【任务目的】

将小量的药液持续、均匀、定量、精确地输入人体。

【任务要求】

1. 掌握无菌操作原则及"三查七对"内容。

2. 正确使用输液泵。

3. 合理选择静脉,正确输注,调节滴速。

【操作流程】

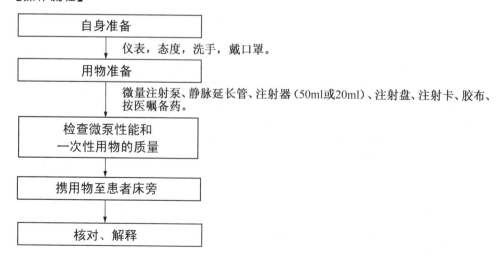

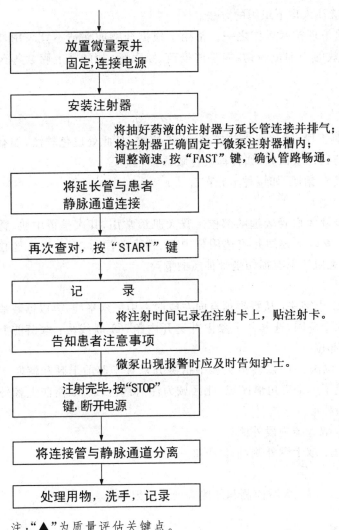

放置微量泵并
固定,连接电源

安装注射器

将抽好药液的注射器与延长管连接并排气；
将注射器正确固定于微泵注射器槽内；
调整滴速,按"FAST"键,确认管路畅通。

将延长管与患者
静脉通道连接

再次查对,按"START"键

记　　录

将注射时间记录在注射卡上,贴注射卡。

告知患者注意事项

微泵出现报警时应及时告知护士。

注射完毕,按"STOP"
键,断开电源

将连接管与静脉通道分离

处理用物,洗手,记录

注:"▲"为质量评估关键点。

【综合评价】

1. 操作要求：动作节力、熟练、轻稳、正确。

2. 互动较好,具备一定的整体护理能力。

【任务回放】

要求学生按以上操作步骤流畅完成本任务。

（杨晔琴）

模块相关理论点

(一) 概念

皮内注射法(ID)：将少量药液注射于表皮与真皮之间的方法。

肌肉注射法(IM)：将一定量药液注入肌肉组织的方法。

皮下注射(H):将小量药液注入皮下组织的方法。

皮下注射法是临床常用的护理技术操作之一。常用于根据药物或病情不宜采用口服的,要求药物在短时间发生疗效的小剂量药物,如某些疫苗、胰岛素、盐酸肾上腺素等药物的注射。

(二)常用注射部位

1. 皮内注射

(1)皮内试验:取前臂掌侧下段,因该处皮肤较薄,易于注射,且此处皮色较淡,如有局部反应易于辨认,临床常用于药物过敏试验,如青霉素过敏试验。

(2)预防接种:常选用上臂三角肌,如接种卡介苗。

2. 肌肉注射

应选择肌肉较厚、离大神经及大血管较远的部位。臀大肌最常用,其次是臀中肌、臀小肌、股外侧肌及上臂三角肌。2 岁以下婴幼儿应选用臀中肌、臀小肌注射,因其在未能独立走路前,臀部肌肉发育不好,臀大肌注射有损伤坐骨神经的危险。

【肌肉注射定位法】

(1)臀大肌注射定位法:① 十字法:从臀裂顶点向左或向右引一水平线,再以髂嵴最高点做一垂线,将一侧臀部分为四个象限,选其外上象限并避开内角;② 联线法:取髂前上棘和尾骨连线的外 1/3 处为注射部位。

(2)臀中肌、臀小肌注射定位法:① 以食指尖和中指尖分别置于髂前上棘和髂嵴下缘处,这样髂嵴、食指、中指便构成了一个三角形区域,此区域为注射部位;② 取髂前上棘外侧三横指处,以患者的手指宽度为标准。

(3)股外侧肌注射定位法:取大腿中段外侧。

(4)上臂三角肌注射定位法:取上臂外侧,肩峰下 2～3 横指处。

3. 皮下注射

上臂三角肌下缘、两侧腹壁、后背、大腿前侧和外侧等处为注射部位。

(三)药液抽吸法

1. 洗手、戴口罩,查对药物和注射器。

2. 吸取药液。

(1)自安瓿内吸取药液:① 消毒及折断安瓿:将安瓿尖端药液弹至体部,在安瓿颈部划一锯痕,用乙醇棉球消毒后折断安瓿;② 抽吸药液:持注射器,将针头斜面向下置入安瓿内的液面下,持活塞柄,抽动活塞,吸取药液(图 3 - 7、3 - 8)。

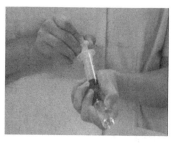

图 3 - 7 自大安瓿吸取药液

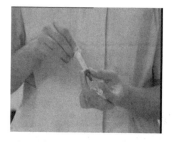

图 3 - 8 自小安瓿吸取药液

（2）自密封瓶内吸取药液：① 除去铝盖中心部分，常规消毒瓶塞，待干；② 注射器内吸入与所需药液等量的空气，将针头插入瓶内，注入空气；③ 倒转药瓶，使针头在液面下，吸取药液至所需量，以食指固定针栓，拔出针头（图 3-9、3-10）。

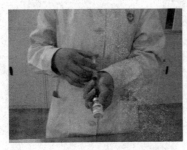 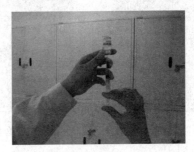

图 3-9　自密封瓶内吸取药液 1　　　图 3-10　自密封瓶内吸取药液 2

（四）青霉素试验药液的配制

以每毫升含 200～500U 青霉素 G 生理盐水溶液为标准，具体配制方法如下：

如青霉素 1 瓶为 40 万单位，注入 2ml 生理盐水，则 1ml 含 20 万单位；

取上液 0.1ml，加生理盐水至 1ml，则 1ml 含 2 万单位；

取上液 0.1ml，加生理盐水至 1ml，则 1ml 含 2000U；

取上液 0.1～0.25ml，加生理盐水至 1ml，则 1ml 含 200～500U，每次配制时均需将溶液混匀。

（五）各种注射法的注意事项

1. 严格无菌操作，严格"三查七对"。

2. 正确选择注射部位。

3. 注意药物配伍禁忌，药物剂量准确无误。

4. 粉剂药物要按说明溶解，不能擅自更改。

5. 皮试前问清过敏史，忌用碘酊消毒皮肤，注射时不抽回血，拔针不按棉签。

6. 皮试时应密切观察患者病情变化，准备好急救物品。

7. 长期肌内或皮下注射者，应交替更换注射部位，建立轮流交替注射部位的计划，以增加药液吸收。

8. 凡对组织刺激性强的药物不可用做皮下注射。

9. 皮下注射针头刺入角度不宜超过 45°，以免刺入肌肉层。注射药液少于 1ml 时，必须用 1ml 注射器抽吸药液，以保证剂量准确。

10. 一次性注射器使用完毕按有关要求销毁。

LIN CHUANG ZHI SHI LIAN JIE

临床知识链接

（一）临床常用注射用物介绍

见图 3-11、3-12、3-13。

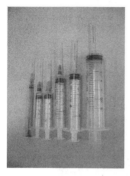

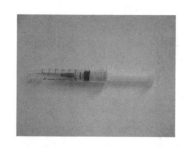

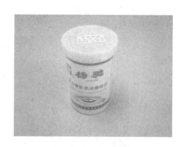

图 3-11　各种型号注射器　　　图 3-12　自毁式安全注射器　　　图 3-13　碘伏棉签

(二)临床相关新进展

胰岛素泵皮下输注治疗糖尿病：

胰岛素泵能让患者忘却时刻打针的繁杂和痛苦,在任何时间、任何场所,只需侧过身,按几下按钮,胰岛素就自动地输入体内。

胰岛素泵是一个形状、大小如同 BP 机,通过一条与人体相连的软管向体内持续输注胰岛素的装置。它模拟人体健康胰腺分泌胰岛素的生理模式,俗称"人工胰腺"。胰岛素泵内装有一个放短效胰岛素的储药器,外有一显示屏及一些按钮,用于设置泵的程序,灵敏的驱动马达缓慢地推动胰岛素从储药器经输注导管进入皮下。输注导管长度不一,牢固地将泵与身体连接起来。

胰岛素泵由泵、小注射器和与之相连的输液管组成。小注射器最多可以容纳 3ml 的胰岛素,注射器装入泵中后,将相连的输液管前端的引导针用注针器扎入患者的皮下(常规为腹壁),再由电池驱动胰岛素泵的螺旋马达推动小注射器的活塞。将胰岛素输注到体内胰岛素泵的基本用途是模拟胰腺的分泌功能,按照人体需要的剂量将胰岛素持续地推注到使用者的皮下,保持全天血糖稳定,以达到控制糖尿病的目的。许多人选择腹部作为胰岛素给药部位,这个部位操作简便,且胰岛素吸收稳定,也可选择臀部、大腿外侧以及手臂三角肌等部位。

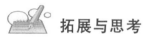 **拓展与思考**

1. 如青霉素 G 为 80 万单位/瓶,怎样配制每毫升含 200～500U 青霉素 G 生理盐水溶液?

2. 某患者青霉素皮内试验青霉素 20 分钟后观察:皮丘隆起,红晕,硬块,直径 1cm,其皮试结果为哪种性质? 如何处理?

3. 某患者发生青霉素过敏性休克,请实施急救措施。

4. 你在实施肌肉注射的过程中,如何掌握无痛注射?

5. 对长期注射者,应如何使药物易于吸收?

6. 请说出臀大肌注射定位法。

7. 皮下注射法针头刺入角度的范围是多少,长度是多少? 角度超过 45°可能会引发什么后果?

8. 临床上哪些药物可用于皮下注射?

(余昌妹,杨晔琴)

模块四　输液输血法

★ 教学目标

认知目标

1. 能说出常用溶液的种类及其作用。

2. 能说出输液操作的"三查七对"和输血操作的"三查八对"的内容。

3. 能简述成分输血和自体输血的优点。

情感目标

在护理工作中始终保持和蔼的态度和查对意识。

动作技能目标

1. 排气时能做到一次成功,输液皮管中无气泡。

2. 能正确为患者进行输液或输血操作。

任务一　密闭式静脉输液

【案例展示】

患者李泉,女,60 岁,因间歇发作上腹痛 20 年,近 2 月加重,解黑便一次,拟"十二指肠球部溃疡,慢性胃炎,上消化道出血"收住入院。以往无呕血、黑便及慢性肝病史。医嘱予测血压、脉搏 q4h;10%GS 500ml+雷尼替丁 0.15g ivgtt st;安络血 10mg im Bid。

体检:神志清楚,发育正常,营养中等,血压 130/80mmHg,脉搏 80 次/分,呼吸 20 次/分,皮肤未见血管蛛,无肝掌。

请执行输液医嘱。

【任务目的】

1. 补充水和电解质,维持酸碱平衡。

2. 补充营养,供给热量,促进组织修复,获得正氮平衡。

3. 输注药物,控制感染,治疗疾病。

4. 增加血容量,维持血压,改善微循环。

【任务要求】

1. 能遵循查对原则。

2. 操作中始终贯穿无菌原则。

3. 能排除各种输液故障。

4. 能正确完成静脉输液。

【操作流程】

```
┌─────────────────┐
│    自身准备      │
└─────────────────┘
        │ 仪表，态度，洗手，戴口罩。
        ↓
┌─────────────────┐
│    用物准备      │
└─────────────────┘
        │ 注射盘、消毒液、棉签、弯盘、砂轮、开瓶器、一次性注射器、一次性输液器、止血
        │ 带、胶布、无菌敷贴、输液贴、网套、污物桶、锐器盒、手套、医嘱本、药物执行单。
        ↓
┌─────────────────┐
│   用物质量检查   │
└─────────────────┘
        │ 检查一次性用品有效期,包装是否完好、有无破损。▲
        ↓
┌─────────────────┐
│    环境准备      │
└─────────────────┘
        │ 按无菌技术要求准备环境。
        ↓
┌─────────────────┐
│    药物准备      │
└─────────────────┘
        │ 据医嘱抄写输液贴并将其粘贴于瓶身;
        │ 按医嘱准备药物,查对药物名称、浓度、剂量、有效期、生产批号。药瓶:瓶口有无松动,
        │ 瓶身有无裂痕。袋装液体:有无渗漏,溶液是否澄清、有无沉淀物、絮状物、结晶。▲
        ↓
┌─────────────────┐
│    配   药 ▲    │
└─────────────────┘
        │ 去除输液瓶盖中心部位,消毒瓶盖或软袋加药口;
        │ 锯安瓿,消毒,待干 ,掰开安瓿;
        │ 检查并打开一次性注射器;
        │ 按无菌要求抽吸药液,将药液注入输液瓶或软袋内;
        │ 再次查对;
        │ 为输液瓶套网套,消毒瓶盖或软袋输液口,检查并打开一次性输液器后将输液器
        │ 插入瓶口或软袋(软袋不需插排气针头,并要求在插入前将输液器开关关闭);
        │ 洗手。
        ↓
┌─────────────────┐
│  携用物至患者床旁 │
└─────────────────┘
        │ 核对:床号、姓名、过敏史▲,解释输液方法及目的;
        │ 询问并协助患者大小便,取舒适卧位。
        ↓
┌─────────────────┐
│    进针前准备    │
└─────────────────┘
        │ 戴手套,初步排气至头皮针处夹紧输液管;
        │ 选择静脉,在进针点上方约6cm处扎止血带;
        │ 握拳,以穿刺点为中心环形消毒皮肤,直径大于5cm▲,准备输液敷贴;
        │ 再次排气至头皮针头并核对。
        ↓
┌─────────────────┐
│    穿刺进针      │
└─────────────────┘
        │ 以15°～30°进针,见回血后再进针少许;
        │ 三松:松止血带、松拳、松输液器调节开关。▲
        ↓
┌─────────────────┐
│    固    定      │
└─────────────────┘
        │ 固定针翼,针眼处用无菌敷贴覆盖,固定输液导管。
        ↓
┌─────────────────────┐
│  调节滴速并安置患者   │
└─────────────────────┘
```

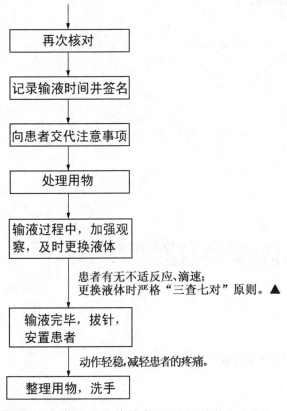

注:"▲"为质量评估关键点。

【综合评价】

1. 动作熟练,操作连贯。

2. 操作过程中能严格遵循无菌原则。

3. 与患者沟通良好,具备一定的整体护理能力。

4. 15分钟内完成操作。

【任务回放】

请复述输液整个过程中"三查七对"的内容。

任务二　静脉留置针输液法

【案例展示】

针对本模块任务一中病例,护士考虑到该患者手背静脉较细、不宜反复穿刺,且输液时间较长,决定用静脉留置针对患者进行输液,已征得患者同意使用。

请执行该护理任务。

【任务目的】

1. 补充水和电解质,维持酸碱平衡。

2. 补充营养,供给热量,促进组织修复,获得正氮平衡。

3. 输注药物,控制感染,治疗疾病。

4. 增加血容量,维持血压,改善微循环。

【任务要求】

1. 能遵循"三查七对"原则。

2. 能遵循无菌原则。

3. 能排除输液故障。

4. 能正确完成静脉留置针输液。

【操作流程】

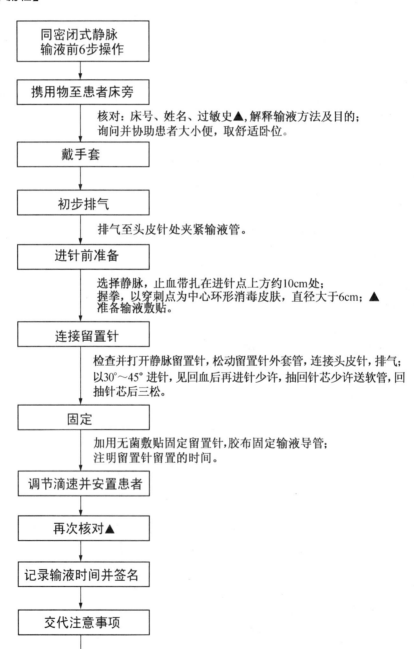

同密闭式静脉
输液前6步操作

携用物至患者床旁

核对:床号、姓名、过敏史▲,解释输液方法及目的;
询问并协助患者大小便,取舒适卧位。

戴手套

初步排气

排气至头皮针处夹紧输液管。

进针前准备

选择静脉,止血带扎在进针点上方约10cm处;
握拳,以穿刺点为中心环形消毒皮肤,直径大于6cm;▲
准备输液敷贴。

连接留置针

检查并打开静脉留置针,松动留置针外套管,连接头皮针,排气;
以30°~45°进针,见回血后再进针少许,抽回针芯少许送软管,回
抽针芯后三松。

固定

加用无菌敷贴固定留置针,胶布固定输液导管;
注明留置针留置的时间。

调节滴速并安置患者

再次核对▲

记录输液时间并签名

交代注意事项

处理用物

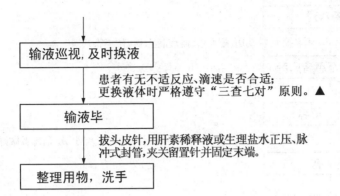

注："▲"为质量评估关键点。

【综合评价】

同普通静脉输液。

【任务回放】

比较头皮针输液和静脉留置针输液的异同点,并完成一次静脉留置针输液。

任务三　密闭式输血

【案例展示】

患者诸葛玉莲,女,28 岁,宫外孕。术前生命体征:体温 36.8℃,脉搏 86 次/分,呼吸 18 次/分,血压 124/82mmHg。术中失血较多,患者生命体征为:体温 36.0℃,脉搏 97 次/分,呼吸 24 次/分,血压 88/54mmHg。医嘱立即输新鲜全血 400ml。

请执行输血医嘱。

【任务目的】

1. 补充血容量。

2. 纠正贫血。

3. 供给血小板和各种凝血因子。

4. 输入抗体、补体。

5. 增加白蛋白。

【任务要求】

1. 严格执行无菌操作原则及"三查八对"制度。

2. 正确检查血液质量。

3. 合理选择静脉,正确输注,正确调节滴速。

【操作流程】

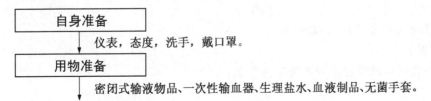

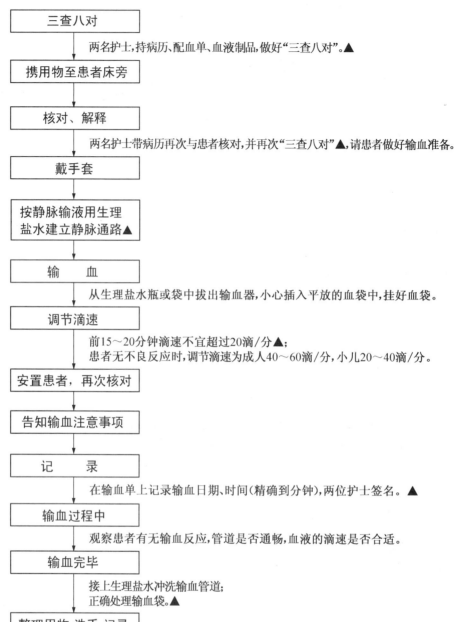

```
┌─────────────────────┐
│      三查八对         │
└─────────────────────┘
         │  两名护士,持病历、配血单、血液制品,做好"三查八对"。▲
┌─────────────────────┐
│   携用物至患者床旁    │
└─────────────────────┘
         │
┌─────────────────────┐
│     核对、解释        │
└─────────────────────┘
         │  两名护士带病历再次与患者核对,并再次"三查八对"▲,请患者做好输血准备。
┌─────────────────────┐
│      戴手套          │
└─────────────────────┘
         │
┌─────────────────────┐
│  按静脉输液用生理     │
│  盐水建立静脉通路▲   │
└─────────────────────┘
         │
┌─────────────────────┐
│      输   血         │
└─────────────────────┘
         │  从生理盐水瓶或袋中拔出输血器,小心插入平放的血袋中,挂好血袋。
┌─────────────────────┐
│     调节滴速         │
└─────────────────────┘
         │  前15～20分钟滴速不宜超过20滴/分▲;
         │  患者无不良反应时,调节滴速为成人40～60滴/分,小儿20～40滴/分。
┌─────────────────────┐
│  安置患者,再次核对   │
└─────────────────────┘
         │
┌─────────────────────┐
│  告知输血注意事项     │
└─────────────────────┘
         │
┌─────────────────────┐
│      记   录         │
└─────────────────────┘
         │  在输血单上记录输血日期、时间(精确到分钟),两位护士签名。▲
┌─────────────────────┐
│     输血过程中       │
└─────────────────────┘
         │  观察患者有无输血反应,管道是否通畅,血液的滴速是否合适。
┌─────────────────────┐
│     输血完毕         │
└─────────────────────┘
         │  接上生理盐水冲洗输血管道;
         │  正确处理输血袋。▲
┌─────────────────────┐
│  整理用物,洗手,记录  │
└─────────────────────┘
```

注:"▲"为质量评估关键点。

【综合评价】

1. 动作要求:操作动作连贯、正确。

2. 结果要求:记录正确,用物处置正确。

3. 其他要求:严格执行"三查八对"。

【任务回放】

请为另一位需输冰冻血浆的患者输注血浆。

模块相关理论点

(一)静脉输液的意义

静脉输液是利用大气压和液体静压形成的输液系统内压高于人体静脉压的原理,将大量无菌溶液或药物直接输入静脉的治疗方法。主要用于补充机体的水分及电解质,预防和纠正水、电解质及酸碱平衡紊乱;增加循环血容量,改善微循环,维持血压及微循环灌注量;供给营养物质,促进组织修复,维持正氮平衡;输入药物,治疗疾病。

(二)常用溶液的种类和作用

1. 晶体溶液(crystalloid solution)

晶体分子小,其溶液在血管内存留的时间短,对维持细胞内外水分的相对平衡有重要的作用,可纠正体内的水、电解质失调。临床常用的晶体溶液有:

(1)等渗电解质溶液:补充水和电解质。如0.9%氯化钠(0.9%NS)、5%葡萄糖氯化钠(5%GNS)和复方氯化钠等。

(2)葡萄糖溶液:供给水分和热能,作为用药的载体和稀释剂。如5%或10%葡萄糖(5%GS,10%GS)。

(3)碱性溶液:纠正酸中毒。如5%碳酸氢钠(5%NaHCO₃)、11.2%乳酸钠。

(4)高渗溶液:利尿脱水。如20%甘露醇、25%山梨醇、高浓度(25%~50%)葡萄糖注射液等。

2. 胶体溶液

胶体分子大,其溶液在血液中存留时间长,能有效维持血浆胶体渗透压,增加血容量,改善微循环,提高血压。临床常用的胶体溶液有:

(1)右旋糖酐:① 中分子右旋糖酐,可提高胶渗压,扩充血容量;② 低分子右旋糖酐,可降低血液黏滞性,改善微循环和抗血栓形成。

(2)代血浆:扩充血容量。如羟乙基淀粉(706代血浆)、氧化聚明胶、聚乙烯吡咯酮(PVP)、聚维酮等。

(3)血液制品:有5%白蛋白和血浆蛋白等,可提高胶体渗透压,增加血容量,补充蛋白质和抗体,增强抵抗力。

3. 静脉高营养液

能供给患者热能,维持正氮平衡,补充各种维生素和矿物质。其主要成分有氨基酸、脂肪、维生素、矿物质、高浓度葡萄糖或右旋糖酐及水分。常用溶液有复方氨基酸、脂肪乳剂等。

输入溶液的种类及量应根据患者水、电解质及酸碱平衡紊乱的程度来确定,一般遵循"先晶后胶"、"先盐后糖"、"宁酸勿碱"的原则。输液后,当尿量增加到40ml/h,需适当补钾,并注意补钾的"四不宜"原则,即:不宜过浓(<0.3%),不宜过快(30~40滴/分),不宜过多(成人<5g/d),不宜过早(见尿补钾)。

(三)静脉输液注意事项

1. 密闭式输液注意事项

(1)严格执行无菌原则,预防感染发生。

（2）操作过程中严格执行查对制度,预防差错事故的发生。

（3）根据病情需要,合理安排输液顺序。

（4）长期输液患者,注意保护和合理使用静脉,一般从远端小静脉开始穿刺。

（5）特殊药物的输注:应先用生理盐水输注,确认针头在静脉内方可输入特殊药物。

（6）严格掌握输液速度。对年老体弱、婴幼儿患者输液时,输注高渗、含钾或升压药物时,对有心、肺、肾疾病的患者输液时,输液速度宜慢。对严重脱水的患者,心肺功能良好的患者,输注特殊药物如甘露醇等时,可适当加快输液速度。

（7）输液过程中加强巡视患者。注意滴液是否通畅,局部组织有无肿胀,患者有无不适反应等情况,并做好及时处理。

2. 静脉留置针输液注意事项

（1）保护有留置针的肢体,即使在不进行输液时,也尽量避免肢体下垂姿势,以免由于重力作用造成回血堵塞。对能下床的患者,避免在下肢留置。

（2）留置针可保留 3～7 天,留置期间应严密观察穿刺部位,如有异常情况,应立即拔除留置针并做好局部处理。对仍需输液者应更换肢体,另行穿刺。

（3）封管液的种类和用量:① 无菌生理盐水,每次用量 5～10ml,停止输液后每隔 6～8 小时重复冲管一次;② 肝素盐水溶液,每毫升生理盐水内含 10～100U 肝素,每次用量 2～5ml,抗凝作用可持续 12 小时以上。

（4）封管方式:可采取脉冲式封管或正压封管,以便封管液能充分地充盈在留置针的管腔中,如图 3-14 所示。脉冲式(注射器推一下停一下)封管时,封管液能形成小漩涡,而直推式封管(图 3-15)则形成同心圆,不易充盈管腔边角处。

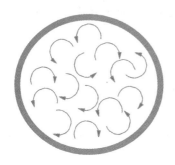 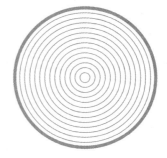

图 3-14 脉冲式封管产生的漩涡　　　　图 3-15 直推式封管产生的漩涡

（5）每次输液前,应检查留置针穿刺处的皮肤,并对留置针接头处进行严格消毒,连接头皮针后妥善固定。

（6）严密观察穿刺部位皮肤有无不良反应。留置针敷贴应每日更换,更换时,应以进针点为圆心严格消毒穿刺部位的皮肤。

（四）血液制品的种类

1. 全血

全血是指采集的血液未经任何加工而全部于保存液中待用的血液。适用于各种原因引起的大出血。可分为新鲜血和库存血。

（1）新鲜血:是指在 4℃ 的常用抗凝保养液中,保存 1 周的血。它基本保留了血液中原有的各种成分,可以补充各种血细胞、凝血因子和血小板,适用于血液病患者。

(2)库存血:虽含有血液的各种成分,但白细胞、血小板、凝血酶原等成分破坏较多,钾离子含量增多,酸性增高。大量输注时,可引起高血钾症和酸中毒。库存血在 4℃的冰箱内可存 2～3 周。适用于各种原因引起的大出血。

(3)自体输血:对手术过程中出血量较多者,如宫外孕、脾切除等手术,可事先做好回收自体血的准备,收集腹腔内的血液过滤后再经静脉输入。

2. 成分血

根据血液比重不同,将血液的各种成分加以分离提纯而产生各种成分血,成分血的常见种类有:

(1)血浆:是全血经分离后的液体部分,主要成分为血浆蛋白,不含细胞,无凝集原,因此不出现凝集反应,同时不必验血型,保存期长。常用的有:① 新鲜血浆:除了红细胞外,基本上保留了血液的各种成分。且含正常量的全部凝血因子,适用于凝血因子缺乏者,应在采血后立即分离输入;② 保存血浆:除血浆蛋白外,其他成分逐渐被破坏,一般可保存 6 个月,用于血容量及血浆蛋白较低的患者;③ 冰冻血浆:普通血浆放在 -20℃到 -30℃低温下保存。保存期一般为 1 年,应用时放在 37℃温水中融化;④ 干燥血浆:将冰冻血浆放在真空装置下加以干燥而成,保存时间为 5 年,应用时可加适量等渗盐水或 0.1% 枸橼酸钠溶液。

(2)红细胞:① 浓集红细胞:新鲜全血经离心或沉淀去血浆后的剩余部分,适用于携氧功能缺陷和血容量正常的贫血患者。② 洗涤红细胞:红细胞经生理盐水洗涤数次后,再加适量生理盐水,用于免疫性溶血性贫血患者。③ 红细胞悬液:提取血浆后的红细胞加入等量红细胞保养液制成,适用于战地急救及中小手术者使用。

(3)白细胞浓缩悬液:新鲜全血经离心后取其白膜层的白细胞,4℃保存,48 小时内有效,适用于粒细胞缺乏症伴严重感染的患者。

(4)血小板浓缩悬液:全血离心所得,22℃保存,24 小时有效,适用于血小板减少或功能障碍性出血的患者。

(5)各种凝血制剂:如凝血酶原复合物等,适用于各种原因引起凝血因子缺乏而致的出血性疾病。

3. 其他血液制品

(1)蛋白液:从血浆中提纯制成。临床上常用的是稀释成 5% 白蛋白液,具有维持胶体渗透压、扩充血容量和增加血浆蛋白的作用。

(2)纤维蛋白原:适用于纤维蛋白缺乏症、弥散性血管内凝血(DIC)者。

(3)抗血友病球蛋白浓缩剂:适用于血友病患者。

(五)血型与交叉配血试验

1. 血型

血型(blood group)是指红细胞膜上特异抗原的类型。根据红细胞所含的凝集原,把人类的血液区分为若干类型。1995 年国际输血协会认可的红细胞血型系统有 23 个,与临床关系最密切的是 ABO 血型系统和 Rh 血型系统。

(1)ABO 血型系统:ABO 血型是根据红细胞膜上是否存在凝集原 A 与凝集原 B 而将

血液分为 A、B、AB、O 四种血型,见表 3-1。

（2）Rh 血型系统：人类红细胞除含 AB 抗原外,还有 C、c、D、d、E、e 6 种抗原。Rh 血型是以 D 抗原存在与否来表示 Rh 阳性或阴性。汉族中 99% 的人为 Rh 阳性,Rh 阴性者不足 1%。

表 3-1　ABO 血型系统

血型	红细胞内抗原	血清中抗体
A	A	抗 B
B	B	抗 A
AB	A、B	无
O	无	抗 A 抗 B

2. 交叉相容配血试验

该试验的目的在于检查受血者与献血者之间有无不相合抗体。输血前虽已验明供血者与受血者的 ABO 血型相同,为保证输血安全,在确定输血前仍需再做交叉相容配血试验。

（1）直接交叉相容配血试验：用受血者血清和供血者红细胞进行配合试验,检查受血者血清中有无破坏供血者红细胞的抗体。其结果不允许有凝集或溶血现象。

（2）间接交叉相容配血试验：用供血者血清和受血者红细胞交叉配合,检查输入血液的血浆中有无破坏受血者红细胞的抗体。

临床需要直接交叉和间接交叉试验结果都没有凝集反应,即交叉配血试验阴性方可进行输血。

（六）输血原则与方式

临床输血需遵循以下原则：必须做血型鉴定及交叉配血试验；无论是输全血还是成分输血,均应选用同型血液输注；患者需要再次输血,必须重新做交叉配血试验,以排除机体在前一次输血后可能产生抗体的情况。

在病情允许的情况下提倡输入成分血和自体输血。

成分输血可以起到一血多用、减少输血反应的作用,是输血领域的新进展。常见成分血如图 3-16,3-17,3-18 所示。血袋标签上应标有血袋号、ABO 血型、RH 血型、血液的种类、献血者姓名、血液的剂量、采血日期、失效日期、保存条件和注意事项等内容。

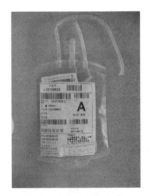

图 3-16　冰冻血浆

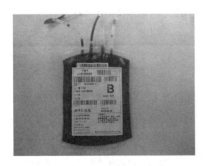

图 3-17　悬浮红细胞液

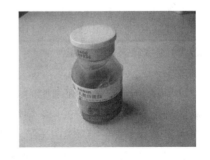

图 3-18　人体白蛋白

自体输血(autotransfusion)是指在术前采集患者体内的血液或手术中收集患者自体的失血,经过洗涤、加工,在术后需要时再回输给患者本人的方法。由于自体输血不需要做血型鉴定和交叉配血试验,不会产生免疫反应,避免了各种因输血引起的疾病传播,所以自体输血是最安全的输血方法。

(七)静脉输血注意事项

1. 在取血和输血的过程中,必须严格执行无菌原则及查对制度。在输血前,一定要两名护士进行"三查八对",避免差错事故的发生。三查:即查血液的有效期、质量、血袋装置是否完好;八对:即核对姓名、床号、住院号或门诊号、血袋(瓶)号、血型、交叉配血试验结果、血液的种类、血量。

2. 若出现血液中有凝块,血浆呈乳糜状或暗灰色,血浆中有明显气泡、絮状物或粗大颗粒,没有摇动血袋时血浆层与红细胞层分界不清或交界处出现溶血,红细胞呈紫红色等情况,不得输注血液,并及时与血库联系。

3. 输血前后及输注两袋血之间需要滴注少量生理盐水,以防发生不良反应。

4. 输血过程中要加强巡视,观察有无输血反应的发生。

5. 严格掌握输血的速度,年老体弱、心功能不全、严重贫血的患者滴速宜慢。

6. 输完的血袋应送回输血科,保留 24 小时,以备患者发生输血反应时查明原因。

LIN CHUANG ZHI SHI LIAN JIE

临床知识链接

(一)常用留置针简介

临床常用的留置针有直式留置针(图 3-19)、Y 型封闭式留置针(图 3-20)。在应用输液时应根据各头皮针类型进行操作前准备,留置针需先连接输液器,排气后方可进行穿刺,穿刺成功后拔出针芯,贴上透明敷贴(图 3-21)固定,必要时接三通管(图 3-22)。

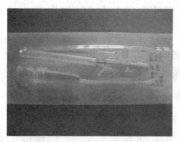

图 3-19　直式留置针

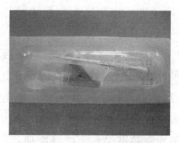

图 3-20　Y 形留置针

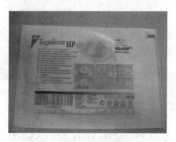

图 3-21　透明敷贴

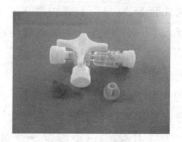

图 3-22　三通管

（二）PICC

对于需中长期静脉输液治疗的患者，临床常用经外周中心静脉置管输液法（peripherally inserted central catheter, PICC）进行输液。PICC 是从周围静脉导入且导管末端位于中心静脉的深静脉置管术，此法具有适应证广、操作简单、保留时间长、并发症少、创伤小等优点。

适应证：不同年龄的各种患者；中心静脉压的监测；完全胃肠外营养；静脉化疗、长期输液的患者；输入高渗性液体和刺激性药物的患者。

PICC 具体操作如下：

1. 医生开出医嘱后对患者开展穿刺前教育，并签署患者知情同意书。

2. 准备操作物品。PICC 穿刺包内含可撕裂的导入鞘、PICC 硅胶导管、T 型延长管、无菌洞巾及手术方巾、皮肤消毒剂、皮肤保护剂、无菌透明贴膜、无菌胶带、测量尺 2 把、止血带、20ml 注射器（2 副）、2×2 纱布 4 块、4×4 纱布 6 块、镊子、剪刀、操作手册、患者教育手册、PICC ID 卡。另备肝素帽、无菌手套 2 副、无菌生理盐水、无菌肝素盐水。

3. 选择合适的静脉。患者平卧，手臂外展与躯干成 90°，评估患者的血管状况，选择重要静脉为最佳穿刺血管。

4. 测量定位。

（1）测量导管尖端所在的位置，测量时手臂外展 90°。

（2）上腔静脉测量法：从预穿刺点沿静脉走向量至右胸锁关节再向下至第三肋间隙。

（3）锁骨下静脉测量法：从预穿刺点沿静脉走向至胸骨切迹，再减去 2cm。

（4）测量上臂中段周径（臂围基础值）。

5. 建立无菌区。打开 PICC 无菌包，戴手套；应用无菌技术，准备肝素帽、抽吸生理盐水；将第一块治疗巾垫在患者手臂下。

6. 穿刺点的消毒。按照无菌原则消毒穿刺点，范围为 10cm×10cm。消毒后更换手套。铺孔巾及第二块治疗巾，扩大无菌区。

7. 预冲导管。用注满生理盐水的注射器连接 T 形管并冲洗导管，润滑亲水性导丝。撤出导丝至比预计长度短 0.5~1cm 处。

8. 按预计导管长度修剪导管：在预计长度处，剪去多余部分并剥开导管护套 10cm 左右以便于使用（剪切导管时不要切到导丝，否则导丝将损坏导管，伤害患者）。

9. 扎上止血带：让助手在上臂扎止血带，使静脉充盈。

10. 去掉保护套：去除穿刺针上的保护套，活动套管。

11. 实施静脉穿刺：一旦有回血，立即放低穿刺角度推入导入针约 3~6mm，确保导引套管的尖端也处于静脉内。

12. 送外套管，从导引套管内取出穿刺针。

13. 置入 PICC：用镊子夹住导管尖端，开始将导管逐渐送入静脉，用力要均匀缓慢，当导管进到肩部时，让患者头转向穿刺侧下颌靠肩以防导管误入颈静脉。

14. 退出导引套管：置入导管余 10~15cm 之后退出套管，指压套管端静脉稳定导管，从静脉内退出套管，使其远离穿刺部位。

15. 劈开并移去导引套管。

16. 移去导引钢丝，一手固定导管圆盘，一手移去导丝，移去导丝时，要轻柔、缓慢。若导管呈串珠样皱折改变,表明有阻力。

17. 抽吸与封管:用生理盐水注射器抽吸回血,并注入生理盐水,确定通畅后连接肝素帽。肝素盐水正压封管(肝素液浓度:50～100U/ml)。如立即输液可直接输液。

18. 清理穿刺点:撕开洞巾上方充分暴露肘部,用酒精棉棒清理穿刺点周围皮肤,必要时涂以皮肤保护剂(注意不能触及穿刺点)。

19. 固定导管,覆盖无菌敷料,并通过 X 线拍片确定导管尖端位置。

20. 穿刺后做好相关记录和患者宣教。

 拓展与思考

1. 患者,男,56 岁,胃癌进展期,行胃大部分切除并进行周围淋巴结清扫术。结合患者的病情和体质,医生制定术后化疗方案为 ECF(表阿霉素、顺铂,静脉持续滴注氟尿嘧啶)联合化疗,化疗周期为 6 个周期,每 2 个月为一周期。请问针对该患者你将采取怎样的途径给予静脉化疗药物?为什么?

2. 患者,女,75 岁。医嘱:头孢拉定 3.0g 加入 5﹪葡萄糖氯化钠 100ml,60 分钟内静脉滴完,若使用滴系数为 15 的输液器,护士应该为该患者调节滴速至多少?如何计算?

上述患者在输液过程中发现液体滴入不畅,轻轻挤压墨菲滴管有阻力,检查无回血,请判断最可能发生了什么情况,该如何处理?

3. 最严重的输血反应是什么?其发生的常见原因是什么?如何预防?

4. 患者,女,40 岁。因宫外孕出现失血性休克,入院后大量输血,现患者出现手足抽搐、血压下降,该患者最有可能发生了什么情况?是什么原因引起的?该如何护理?

(杨晔琴)

模块五　穿脱隔离衣

教学目标

认知目标

1. 能说出隔离衣的清洁部位。

2. 能叙述刷手的顺序。

情感目标

养成自我防护习惯,树立标准预防观念。

动作技能目标

1. 能正确穿脱隔离衣。

2. 能正确刷手或进行手的消毒。

模拟病例练习

任务 穿脱隔离衣

【案例展示】

陈护士准备为某伤寒患者王平测量生命体征,进入病房前应首先穿上隔离衣和戴上手套进行自我防护。

请你完成穿脱隔离衣的任务。

【任务目的】

保护工作人员和患者,防止病原微生物播散,避免交叉感染。

【任务要求】

1. 能正确完成穿脱隔离衣的操作。

2. 能正确刷手或进行手的消毒。

【操作流程】

```
┌─────────────────┐
│   自身准备       │
└─────────────────┘
        │ 仪表,态度,洗手,戴口罩。
┌─────────────────┐
│   用物准备       │
└─────────────────┘
        │ 隔离衣、刷手及泡手设备、无菌手套、测量生命体征的用物。
┌─────────────────┐
│   穿隔离衣       │
└─────────────────┘
        │ 卷袖过肘,手持衣领,取下隔离衣,隔离衣污染面向外,
        │ 检查长短及有无破损;
        │ 翻转隔离衣,清洁面向自己,穿袖;
        │ 两手由前向后顺领边, 扣好领扣及袖扣;
        │ 在腰部下5cm处捏住衣边外侧,边缘对齐,向一侧折叠;
        │ 一手取腰带,按住折叠处,系好腰带,执行护理操作。
┌─────────────────┐
│   脱隔离衣       │
└─────────────────┘
        │ 护理操作完毕,解腰带,在腰前打一活结;
        │ 解袖扣,将部分衣袖塞入工作衣袖内;
        │ 刷手或消毒双手;
        │ 解领扣,用衣袖相互遮住手, 袖子对齐,双臂逐渐退出;
        │ 持衣领对肩缝折好,悬挂备用。
┌──────────────────────┐
│  清理用物,洗手,记录   │
└──────────────────────┘
```

注:"▲"为质量评估关键点。

【综合评价】

1. 穿隔离衣

(1) 隔离衣长短合适。

（2）扣领口时衣袖未污染面部或颈部。

（3）后侧边缘对齐，折叠处平整不松散。

（4）衣领和隔离衣内面始终未被污染。

2.脱隔离衣

（1）刷手时，隔离衣未被溅湿，也未污染水池。

（2）衣袖未污染手及手臂。

（3）衣领保持清洁，折叠。

【任务回放】

请穿上袖口为螺纹口的隔离衣为另一位传染病患者进行输液操作。

MO KUAI XIANG GUAN LI LUN DIAN
模块相关理论点

隔离是将传染病患者、高度易感人群安置在指定的地方，暂时避免和周围人群接触。隔离是防止感染性疾病传播的重要措施，护士在操作中必须穿好隔离衣做好防护。穿隔离衣可以提供保护，屏蔽细菌和减少感染传播。

（一）隔离工作区域的划分及隔离要求

1.清洁区（clean area）

凡未被病原微生物污染的区域称为清洁区。未直接接触病员，如医生办公室、护士站、治疗室、更衣室、值班室及库房等医务人员使用的区域；病区以外的地区如食堂、药房、营养室（配膳室）等。

隔离要求：患者及患者接触过的物品不得进入清洁区；工作人员接触患者后需刷手、脱去隔离衣及鞋方可进入清洁区。

2.半污染区（half contaminated area）

有可能被病原微生物污染的区域称为半污染区。如化验室、内走廊及出院卫生处置室等。

隔离要求：患者或穿了隔离衣的工作人员通过走廊时，不得接触墙壁、家具等物体；各类检验标本有一定的存放盘和架，检验完的标本及容器等应严格按要求分别处理。

3.污染区（contaminated area）

凡被病原微生物污染或被患者直接接触和间接接触的区域称为污染区，如病室、厕所、浴室等。

隔离要求：污染区的物品未经消毒不准带出它处；工作人员进入污染区时，必须穿隔离衣、戴口罩、帽子，必要时换隔离鞋；离开前脱隔离衣、鞋，并消毒双手。

（二）穿脱隔离衣的注意事项

1.系领子时污染的袖口不可触及衣领、面部和帽子。

2.隔离衣每日更换一次，接触严密隔离者则每次更换，若污染或沾湿应随时更换。

3.隔离衣挂在半污染区，清洁面向外；挂在污染区则污染面向外。

4.穿好隔离衣不得进入清洁区，避免接触清洁物品。

临床知识链接

（一）经飞沫、接触传播的严密隔离病房防护措施

在经飞沫、接触传播需严密隔离的病房工作中，医护人员必须严格做好各项防护措施，切断传播途径，具体防护措施如下：

1. 医护人员的准备

（1）做好防护培训：对进入病房的全体医务人员进行培训，要求必须熟悉并严格掌握各项防护措施，包括穿脱防护用具流程和区域的划分。

（2）做好人员自身准备：护理飞沫、接触传播的传染病患者具有很强的危险性，医护人员或多或少地会存在心理压力，因此做好心理调节十分重要。对待该类患者应重视和有信心，而不要恐惧，并保证足够休息和丰富营养，以增强自身免疫力。

2. 常用防护用具

（1）口罩：在半污染区工作，医务人员戴24层纱布口罩；在污染区工作，必须正确加戴N95口罩于最外层。口罩必须保持干燥，潮湿后及时更换。

（2）手套：在半污染区工作，须戴两层医用乳胶手套；进入污染区或与患者接触应加戴一层手套。离开病室应先浸泡消毒再脱下丢进指定污物桶内，如有破损应立即更换。

（3）隔离衣：在半污染区工作，须穿着两层隔离衣裤及连体防护服一件；进入污染区应加穿一层隔离衣裤；必要时应穿着连体防水生化防护服，特指接触气管切开的重症传染病患者。离开病室应用消毒液喷洒全身再脱下外层隔离衣置于指定污物桶内，其余衣物分别在指定区域脱下。

（4）隔离鞋：在半污染区工作，穿着隔离鞋，外罩鞋套；进入污染区应更换长筒塑料隔离靴，并外罩鞋套。离开病室时应先脱下鞋套丢入指定污物桶，隔离靴浸泡于消毒液中浸泡后于指定地点更换。

（5）防护镜及面部防护罩：进入污染区或离患者近距离操作必须戴防护罩。使用前应配有防雾剂以方便操作。当推测患者有体液或分泌物喷出的可能时，应戴面部防护罩。离开病室后脱下防护镜，置于消毒液中浸泡并按时回收。

（6）帽子：进入污染区共戴四层帽子，包括三层手术帽和一层连体防护服帽子。离开病室进入半污染区应脱去最外层帽子并置于指定污物桶内。

3. 接触患者的消毒及防护措施

（1）医务人员的防护：医务人员合理正确使用防护用具，规范穿脱隔离衣的流程，严格三区两入口的管理。

（2）病室消毒：消毒人员应经过正规培训，掌握各种消毒要求，熟悉穿脱防护服规范。每日对病室地面、物体表面、空气定时进行清洁消毒，工具专室专用。病室内、外走廊严格按三区划分进行消毒，各区域工具专用。病室仪器设备严格按说明书进行清洁消毒。

（3）污物处理：污物包括医疗污物和生活污物。所有需运送污物均采用"双袋双消法"包装，在2次扎口前向袋中喷洒消毒液，再由专人运送至指定区域焚烧。所有污物桶内均应有消毒液，每次更换污物袋后，应立即向袋内倒消毒液。

医疗污物应防止锐器将包装袋划伤，医用防护用品放入指定带盖污物桶。病员生活

污物应倒入带盖污物桶,排泄物使用带盖容器。便前、便后向容器内倒入漂白粉,便后充分搅拌后放置 2 小时,倾倒于便池中。注意及时倾倒、彻底搅拌、防止溅漏。

（4）终末处理:患者出院后,对病室所有用物进行消毒处理,空气消毒可用过氧乙酸密闭熏蒸或紫外线照射。

（二）防护物品穿戴和脱卸的流程

1. 防护物品穿戴流程

（1）从清洁区进入半污染区前:

洗手→戴工作帽→戴防护口罩→穿防护服→换工作鞋袜。

（2）从半污染区进入污染区前:

洗手→戴一次性工作帽→戴一次性外科口罩→戴防护眼镜→穿隔离衣→戴手套→戴鞋套。

2. 防护物品脱卸流程

（1）从污染区进入半污染区前:

清洁、消毒双手→摘防护眼镜→取下外层口罩→脱一次性工作帽→脱隔离衣→脱鞋套→脱手套。

（2）从半污染区进入清洁区前:

清洁、消毒双手→脱防护服→取下防护口罩→脱工作帽→清洁消毒双手。

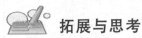 **拓展与思考**

1. 隔离衣的哪些部位是清洁的?

2. 隔离衣应多长时间更换?

3. 穿脱隔离衣时的注意事项?

4. 将隔离衣挂于传染病病房内该注意什么问题?

（吴永琴）

项目四　维持有效呼吸技术

模块一　氧气疗法

MO NI BING LI LIAN XI

模拟病例练习

任务一　氧气筒给氧法

【案例展示】

患者李大龙,男,65岁,因反复咳嗽、咳痰22年,心悸、气急、浮肿2年,加重半月,拟"慢性支气管炎急性发作、慢性阻塞性肺气肿、慢性肺源性心脏病"收住入院。现患者神志清,口唇、指端发绀,诉气急,心悸,痰咳不出,双下肢凹陷性浮肿。体检:体温36.1℃,脉搏104次/分,呼吸32次/分,血压90/60mmHg。颈静脉怒张,两肺上部可闻细湿啰音,心尖搏动剑突下明显。辅助检查:血象示白细胞计数$11×10^9/L$,中性粒细胞80%;胸片提示慢性支气管炎,肺气肿。

因科室病床紧张,该患者为加床,请用氧气筒作为氧气源为该患者给氧。

【任务目的】

1. 纠正各种原因造成的缺氧状态,提高动脉血氧分压(PaO_2)和动脉血氧饱和度(SaO_2),增加动脉血氧含量(CaO_2)。

2. 促进组织的新陈代谢,维持机体生命活动。

【任务要求】

1. 确保安全用氧。

2. 能结合病情正确调节氧气流量。

3. 操作过程中,与患者沟通有效,体现爱伤观念。

4. 正确完成给氧操作。

【操作流程】

```
┌─────────────────┐
│    自身准备      │
└────────┬────────┘
         │  仪表,态度,洗手,戴口罩。
┌────────┴────────┐
│    用物准备      │
└────────┬────────┘
         │  氧气筒、推车、治疗盘、氧气表、通气管、装有1/3～1/2湿化液(无菌蒸馏水)
         │  的湿化瓶、装有冷开水的小药杯、一次性吸氧鼻塞管或一次性吸氧面罩、纱布、
         │  胶布、棉签扳手、吸氧记录单、弯盘。
┌────────┴────────┐
│  检查氧气筒,     │
│  推至患者床旁    │
└────────┬────────┘
         │  检查"空"或"满"的标志▲。若为"满",则推至患者床旁。
┌────────┴────────┐
│  携用物至患者    │
│  床旁,核对解释   │
└────────┬────────┘
         │
┌────────┴────────┐
│ 安置患者于舒适体位│
└────────┬────────┘
         │  检查并清洁鼻腔。
┌────────┴────────┐
│    装    表      │
└────────┬────────┘
         │  冲尘(告知患者以防惊吓),装氧气表、通气管、湿化瓶。
┌────────┴────────┐
│   调节氧流量     │
└────────┬────────┘
         │  关小开关→开大开关→开小开关调节流量。▲
┌────────┴────────┐
│  连接吸氧鼻塞    │
│  或吸氧面罩      │
└────────┬────────┘
         │  鼻塞管:连接后试通畅性,将鼻塞置于鼻腔内,胶布固定于鼻翼和面颊部;
         │  面罩:连接面罩,将面罩紧密罩于口鼻部并调节松紧带以固定,使患者感觉舒适。
┌────────┴────────┐
│    记    录      │
└────────┬────────┘
         │  记录用氧开始时间、氧流量,签名。
┌────────┴────────┐
│  安置患者,交代   │
│  用氧注意事项▲   │
└─────────────────┘
```

```
        │
        ▼
┌──────────────────────┐
│      用氧监测          │
└──────────────────────┘
        │   观察:缺氧症状有无改善,氧气流量是否正确,氧气流出是否通畅、有无漏气,氧气
        │   筒内氧气是否用完,用氧环境是否安全;
        │   调节氧流量:若病情需要调节氧流量,应先分离导管,调节流量后再接回,记录。
        ▼
┌──────────────────────┐
│      停    氧          │
└──────────────────────┘
        │   核对、解释停氧理由;
        │   鼻塞管:取下胶布,用纱布包裹鼻塞拔出,分离吸氧管,擦净鼻面部;▲
        │   面罩:取下面罩,分离吸氧管,擦净面部。▲
        ▼
┌──────────────────────┐
│   安置患者于舒适体位    │
└──────────────────────┘
        │
        ▼
┌──────────────────────┐
│      卸氧气表          │
└──────────────────────┘
        │   关大开关,放余气,关小开关;▲
        │   拆湿化瓶,卸氧气表。
        ▼
┌──────────────────────┐
│      记    录          │
└──────────────────────┘
        │   记录停氧时间,签名。
        ▼
┌──────────────────────┐
│   整理用物,洗手        │
└──────────────────────┘
```

注:"▲"为质量评估关键点。

【任务回放】

要求学生 1 分钟内完成从冲尘到给患者接上氧气的操作。

【综合评价】

1. 操作要求:动作节力、熟练、轻稳、正确。

2. 互动较好,具备一定的整体护理能力;能正确告知患者注意事项和做好用氧观察。

3. 时间要求:7 分钟。

任务二　中心给氧

【案例展示】

由于有其他患者出院,任务一中患者由加床转至 3 床。

现请用中心供氧装置作为氧气源为该患者给氧。

【任务目的】

1. 纠正各种原因造成的缺氧状态,提高动脉血氧分压(PaO_2)和动脉血氧饱和度(SaO_2),增加动脉血氧含量(CaO_2)。

2. 促进组织的新陈代谢,维持机体生命活动。

【任务要求】

1. 确保安全用氧。

2. 能结合病情正确调节氧气流量。

3. 操作过程中,和患者沟通有效,体现爱伤观念。

4. 正确完成给氧操作。

【操作流程】

```
┌──────────────┐
│   自身准备    │
└──────┬───────┘
       │ 仪表，态度，洗手，戴口罩。
┌──────┴───────┐
│   用物准备    │
└──────┬───────┘
```
推车、治疗盘、氧气表、通气管、装有1/3～1/2湿化液（无菌蒸馏水）的湿化瓶、装有冷开水的小药杯、一次性吸氧鼻塞管或一次性吸氧面罩、纱布、胶布、棉签、吸氧记录单、弯盘。

```
┌──────────────┐
│ 携用物至患者  │
│ 床旁,核对解释 │
└──────┬───────┘
       │
┌──────┴───────┐
│ 安置患者舒适体位│
└──────┬───────┘
       │
┌──────┴───────┐
│   装    表    │
└──────┬───────┘
```
关流量开关，将氧气表接头插入墙壁中的氧气孔中，听到"喀嚓"声后，安装湿化瓶。

```
┌──────────────┐
│  调节氧流量    │
└──────┬───────┘
       │
┌──────┴───────┐
│  连接吸氧鼻塞  │
│  或吸氧面罩    │
└──────┬───────┘
```
鼻塞管：连接后试通畅性，再塞入鼻腔，固定于鼻翼和面颊部；
面罩：连接面罩，将面罩紧密罩于口鼻部并调节松紧带以固定，使患者感觉舒适。

```
┌──────────────┐
│   记    录    │
└──────┬───────┘
```
记录用氧的时间、氧流量,签名。

```
┌──────────────┐
│  安置患者，交代 │
│  用氧注意事项▲ │
└──────┬───────┘
       │
┌──────┴───────┐
│   用氧监测    │
└──────┬───────┘
```
观察：缺氧症状有无改善，氧气流量是否正确，氧气流出是否通畅、有无漏气，氧气筒内氧气是否用完，用氧环境是否安全；
调节氧流量：若病情需要调节氧流量，应先分离导管，调节流量后再接回，记录。▲

```
┌──────────────┐
│   停    氧    │
└──────┬───────┘
```
核对、解释停氧理由；
鼻塞管：取下胶布，用纱布包裹鼻塞拔出，分离吸氧管，擦净鼻面部；▲
吸氧面罩：取下面罩，分离吸氧管，擦净面部。▲

```
┌──────────────┐
│ 安置患者于舒适体位│
└──────┬───────┘
```
关流量开关，卸湿化瓶，卸氧气表。

```
┌──────────────┐
│   卸氧气表    │
└──────┬───────┘
       │
```

```
┌─────────────────────┐
│   记      录          │
└─────────────────────┘
         │  记录停氧时间，签名。
         ↓
┌─────────────────────┐
│  整理用物，洗手        │
└─────────────────────┘
```

【任务回放】

要求学生 1 分钟内完成从装氧气表到给患者接上氧气。

【综合评价】

1. 操作要求：动作节力、熟练、轻稳、正确。

2. 互动较好，具备一定的整体护理能力。

3. 时间要求：4 分钟。

MO KUAI XIANG GUAN LI LUN DIAN

模块相关理论点

氧气是生命活动的必需物质，如果组织缺氧，组织的代谢、功能，甚至形态结构都可能发生异常改变。氧气疗法是通过给氧纠正各种原因造成的缺氧，促进组织的新陈代谢，维持生命活动的一种治疗方法。在进行氧气疗法时应注意：

1. 用氧前，检查氧气装置是否通畅，有无漏气。

2. 注意安全用氧。做好"四防"，即防震、防火、防热、防油。防震：如搬运氧气瓶时防止撞击、震动；防火、防热：氧气筒应放在阴凉处，氧气源周围严禁烟火及易燃品，距离明火至少 5m 以上，距离暖气至少 1m 以上，以防引起火灾。防油：氧气表螺旋口不要上润滑油，不用带油的手装卸氧气表。

3. 使用氧气中途调节流量时，或者停止用氧时都应当先分离氧气导管和氧气湿化瓶连接处，以免开关开错使大量氧气进入呼吸道而损伤肺组织。

4. 氧气湿化液常用无菌蒸馏水；急性肺水肿患者则用 20％～30％乙醇，因其具有降低肺泡内泡沫表面张力，使肺泡泡沫破裂、消散，改善气体交换的功能。

5. 氧气筒内氧气至少要保留 0.5MPa 以上，以免灰尘进入筒内，再充气时引起爆炸。对于已用完的氧气筒要挂上"空"的标志，对于未用或未用完的氧气筒要挂上"满"的标志。标志明显，有利于及时调换和急救时搬运，提高抢救速度。

6. 在用氧的过程中要加强用氧的监护，注意观察氧疗副作用的发生。

LIN CHUANG ZHI SHI LIAN JIE

临床知识链接

（一）临床常用给氧方法

临床常用的给氧方法有鼻导管给氧法、鼻塞法、面罩法、氧气头罩法、氧气枕法等。

1. 鼻导管给氧法

分为双侧鼻导管和单侧鼻导管法。双侧鼻导管给氧时将导管插入双侧鼻腔约 1cm 左右，将导管环固定稳妥即可，此法简单，患者舒适，临床较为常用（图 4-1）。单侧鼻导管是将鼻导管插入鼻腔适当长度后用胶布固定鼻导管，插入长度为患者鼻尖到耳垂距离的 2/3，此法刺激较大,患者不易接受,现临床较为少用(图 4-2)。

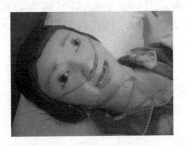

图 4-1　双侧鼻导管给氧法

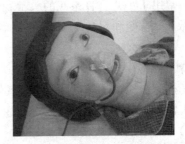

图 4-2　单侧鼻导管给氧法

2. 鼻塞法

鼻塞是一种用塑料制成的球状物,鼻塞法给氧时将氧气导管后部的鼻塞塞入患者鼻腔即可。此法刺激性小,双侧鼻孔可交替使用,患者容易接受,临床较为常用(图 4-3)。

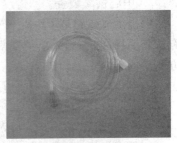

图 4-3　鼻塞氧气导管

3. 面罩法

面罩法是将患者口鼻用有氧气输入面罩罩住的一种给氧方法。临床面罩有很多种,常见的有:① 简单氧气面罩(图 4-4):简单氧气面罩没有活瓣和贮气囊,氧气从面罩下端输入,呼出的气体从面罩两个侧孔排出。氧气浓度受吸入氧流量、患者潮气量、吸气流速及患者呼吸方式影响。一般需要 6~8L/min 给氧,因为氧气流量过低时,简单面罩将起到增加无效腔的作用,导致二氧化碳潴留。简单面罩常用于有低氧血症但没有二氧化碳潴留的患者。② 无重复呼吸面罩(图 4-5):无重复呼吸面罩带有贮氧袋,在面罩和贮氧袋之间有一个单向阀门,患者吸气时阀门打开,贮氧袋内气体进入面罩内,患者呼气时阀门关闭,呼出废气不能进入贮氧袋而排入空气。面罩上的呼气孔上也有单向阀门,患者呼气时阀门打开,呼出气体进入空气,患者吸气时阀门关闭,空气不能进入面罩。这种面罩使用时,吸入的氧分数较高,常用于有严重的低氧血症、呼吸状态极不稳定的 I 型呼吸衰竭和 ARDS 的患者。③ 文丘里面罩(Venturi 面罩):是利用烟囱效应(气体射流时产生负压,能从侧方带入一部分空气)的原理制成的面罩(图 4-6)。文丘里面罩能够提供准确的吸入氧分数,在面罩的底部和氧气源之间有一调节器,可以准确地控制进入面罩的空气量,并通过调节氧流量可以达到精确地控制空气和氧气混合的比例。常用于需要严格控制的持续低浓度给氧的患者,对于慢性阻塞性肺疾病引起的呼吸衰竭患者尤为适用。

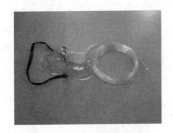

图 4-4　简单氧气面罩

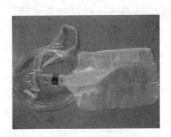

图 4-5　无重复呼吸氧气面罩

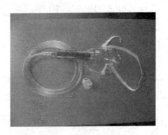

图 4-6　文丘里氧气面罩

4. 氧气头罩法

此法常用于小儿。将患儿的头部置于头罩内,头罩上有多个孔,氧气输入后可以保持一定的氧浓度、温度和湿度。头罩和患者颈部应当有适当的空隙,以防止二氧化碳的重复吸入。

5. 氧气枕法

氧气枕为一充满氧气的橡胶枕,氧气枕的一角有一橡胶管,上有调节器可以调节氧流量。此法常用于危重患者抢救或运送途中,也可用于家庭氧疗。

(二)临床常用供氧装置

1. 氧气筒及氧气表装置

2. 中心供氧装置

中心供氧装置是指医院氧气集中由供应站负责供给,设管道至病房及门、急诊,供应站有总开关控制,各用氧单位配氧气表,调节好流量即可使用(见图 4-7、4-8)。此法迅速、方便。

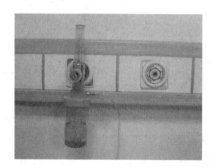
图 4-7 中心给氧法

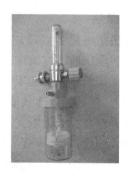
图 4-8 壁式氧气表

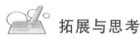
拓展与思考

1. 如何确保安全用氧?

2. 患者王鹏,男,75岁,因反复咳嗽、咯痰16年,心悸、气急、浮肿2年,加重半月,拟“慢性支气管炎急性发作、慢性阻塞性肺气肿”收住入院。现患者神志清,口唇、指端发绀,诉气急,心悸,痰咳不出,双下肢凹陷性浮肿。体检:体温 36.1℃,脉搏 104 次/分,呼吸 32 次/分,血压 90/60mmHg。

该患者适合用什么面罩给氧?为什么?

（杨晔琴）

模块二 吸 痰

教学目标

认知目标

1. 能准确说出成人、小儿吸痰所用的负压范围。

2. 用自己的语言解释吸痰过程中何时需要负压、何时不需要负压。

3. 能归纳吸痰过程中的注意事项。

4. 能正确评价患者痰液的量、色、质。

情感目标

在实践过程中能产生对患者的同情心,渴望学习相关护理知识以解除患者病痛。

动作技能目标

1. 能正确检查负压吸引装置性能。

2. 能正确连接吸痰管,插入吸痰管的深度、旋转吸痰管的手法、吸痰的时间需准确。

MO NI BING LI LIAN XI
模拟病例练习

任务一 经气管切开处吸痰

【案例展示】

患者张刚,男,83岁,反复咳嗽、咳痰10余年,加重伴呼吸困难1周。患者10多年前冬季受凉后出现咳嗽、咳痰,痰少,白色,持续月余,间断予以抗感染治疗,治疗后好转;其后反复发作,以冬春季为主。本次于1周前受凉后上述症状加重,白黏痰,量多,不易咳出;呼吸困难,稍活动后出现;无发热,无恶心、呕吐;2天前无明显诱因下出现神志不清,自主呼吸减弱,口唇发绀,遂来我院急诊。急诊拟"慢性阻塞性肺疾病,呼吸衰竭"收住ICU后立即予以气管切开插管并接呼吸机辅助通气。体检:体温36.5℃,脉搏98次/分,血压142/92mmHg,呼吸22次/分,心电监护示血氧饱和度84%。医嘱给予抗感染、祛痰等对症治疗。

请为该患者经气管套管内吸痰。

【任务目的】

1. 清除呼吸道分泌物,保持呼吸道通畅。

2. 促进呼吸功能,改善通气。

3. 预防并发症的发生。

【任务要求】

1. 能有效吸出痰液。

2. 在护理工作中始终保持爱伤观念。

3. 操作中能遵守无菌操作原则。

4. 能动态观察患者病情变化。

【操作流程】

```
┌─────────────────┐
│    自身准备      │
└─────────────────┘
        │  仪表，态度，洗手，戴口罩。
┌─────────────────┐
│    用物准备      │
└─────────────────┘
        │  听诊器、氧气流量表、呼吸球囊、氧气连接管、一次性治疗碗、无菌生理盐水、祛
        │  痰药、无菌手套、一次性吸痰管、负压吸引装置、呋喃西林液、弯盘、纱布、污物桶。
┌─────────────────┐
│   检查用物质量    │
└─────────────────┘
        │  所有无菌物品是否符合要求；负压吸引装置是否完好(可为中心负压吸引或负压吸引器)。
┌─────────────────┐
│    核对解释      │
└─────────────────┘
        │  向患者(清醒者)或家属(昏迷者)解释，取得合作。
┌─────────────────┐
│   评估患者是      │
│   否需要吸痰      │
└─────────────────┘
        │  痰多征象:直接观察到气管导管内有分泌物、肺部听诊可闻及痰鸣音(部位、方法▲)、气
        │  道高压报警、低潮气量报警、氧饱和度下降、呼吸频率过快。
┌─────────────────┐
│    胸部叩击      │
└─────────────────┘
        │  病情允许时行胸部叩击。
┌─────────────────┐
│   吸痰前准备      │
└─────────────────┘
        │  安置患者于合适体位,检查患者有无活动性义齿;
        │  按呼吸机纯氧键1～2分钟,或用呼吸球囊加压给予纯氧10～15次(可根据病情适当调节);▲
        │  开动并检查吸引器,调节压力至40.0～53.3kPa(300～400mmHg),儿童小于40.0kPa;
        │  打开一次性治疗碗,倒入无菌生理盐水;
        │  打开吸痰管外包装,暴露末端;
        │  戴上无菌手套,取出吸痰管,连接负压吸引装置的吸引管,保持右手无菌。▲
┌─────────────────┐
│    吸   痰       │
└─────────────────┘
        │  按住侧孔,在负压状态下试吸生理盐水,确保吸引装置性能良好;
        │  打开侧孔,不在负压状态下将吸痰管轻柔地插入气管套管内适当深度;
        │  按住侧孔,在负压状态下用手指捻动旋转吸痰管,边吸边退,不超过15秒,患者若出现氧
        │  饱和度下降或呼吸困难时,应立即停止吸引,按呼吸机纯氧键1～2分钟,或呼吸球囊加
        │  压给予纯氧10～15次(据病情调节);▲
        │  抽吸生理盐水冲洗吸痰管;
        │  患者痰液黏稠时,在患者吸气相沿套管壁注入3～5ml祛痰药或生理盐水,注入后用呼吸
        │  球囊加压呼吸3～4次,以有效促进痰液排出;
        │  稍待片刻后,重复吸痰步骤。
┌─────────────────┐
│  吸痰后患者安置    │
└─────────────────┘
        │  按呼吸机纯氧键1～2分钟,或呼吸球囊加压给予纯氧10～15次(据病情调节);▲
        │  将患者气管导管与呼吸机或其他给氧装置连接,安置患者体位。
┌─────────────────┐
│    用物处理      │
└─────────────────┘
```

关闭吸引器,分离吸痰管,吸引管头端浸泡于呋喃西林溶液中;
脱手套,手套和吸痰管按一次性用物处理;▲
若未接呼吸机,则套管管口覆盖纱布并湿化。

| 评价吸痰效果 |

与吸痰前的痰鸣音、呼吸型态、氧饱和度、潮气量、气道压力进行比较。

| 洗手,记录 |

【综合评价】

1. 操作要求:动作节力、熟练、轻稳、正确。

2. 能动态观察患者的反应,避免患者缺氧。

3. 严格无菌操作,须在气管套管内吸引后再行口腔、鼻腔吸引。

4. 时间要求:10 分钟。

【任务回放】

请以电动吸引器为负压吸引装置为一位气管切开患者按上述步骤清理呼吸道。

任务二 经口或鼻吸痰

【案例展示】

患者李丽,女,85 岁,反复咳嗽咳痰 5 年,加重伴呼吸困难 3 天,门诊拟"慢性阻塞性肺疾病,呼吸衰竭"收住呼吸内科。3 天前因受凉后出现咳嗽、咳痰,白黏痰、痰多不易咳出;呼吸困难,稍活动后出现;无发热,无恶心、呕吐。体检:体温 37.5℃,脉搏 94 次/分,呼吸 24 次/分,血压 145/91mmHg。医嘱给予呼吸内科护理常规,普食,低流量吸氧,抗感染、祛痰等对症治疗。

请为该患者经口腔或鼻腔吸痰以保持其呼吸道通畅。

【任务目的】

1. 清除呼吸道分泌物,保持呼吸道通畅。

2. 促进呼吸功能,改善通气。

3. 预防并发症的发生。

【任务要求】

1. 能有效吸出痰液。

2. 在护理工作中始终保持爱伤观念,与患者恰当互动。

3. 操作中能遵守无菌操作原则。

4. 能动态观察患者病情。

【操作流程】

| 自身准备 |

仪表,态度,洗手,戴口罩。

| 用物准备 |

听诊器、氧气流量表、呼吸球囊、氧气连接管、一次性治疗碗、无菌生理盐水、祛痰剂、无菌手套、一次性吸痰管、负压吸引装置、呋喃西林液、弯盘、污物桶。

```
┌─────────────────────┐
│   检查用物质量        │
└─────────────────────┘
        │  检查所有无菌物品是否符合要求,负压吸引装置是否完好(可为中心负压吸引或
        │  负压吸引器)。
        ↓
┌─────────────────────┐
│   核对、解释          │
└─────────────────────┘
        │  向清醒患者解释,取得合作,若为昏迷患者则向家属解释。
        ↓
┌─────────────────────┐
│   评估患者是          │
│   否需要吸痰          │
└─────────────────────┘
        │  痰多征象:喉部或肺部听诊可闻及痰鸣音(部位、方法▲)、痰
        │  不易咳出,有氧饱和度下降、呼吸频率过快等。
        ↓
┌─────────────────────┐
│   胸部叩击            │
└─────────────────────┘
        │  病情允许时。
        ↓
┌─────────────────────┐
│   吸痰前准备          │
└─────────────────────┘
        │  安置患者于合适体位,检查患者有无活动性义齿;
        │  开动并检查吸引器,调节压力同任务一;
        │  打开一次性治疗碗,倒入无菌生理盐水;
        │  打开吸痰管外包装,暴露末端;
        │  戴上无菌手套,取出吸痰管,连接负压吸引装置的吸引管,保持右手无菌。▲
        ↓
┌─────────────────────┐
│   吸        痰        │
└─────────────────────┘
        │  按住侧孔,在负压状态下试吸生理盐水,确保吸引装置性能良好;
        │  打开侧孔,不在负压状态下将吸痰管轻柔地经口或经鼻插入咽喉部,插管约20～
        │  22cm。患者有剧烈咳嗽时,按住侧孔,在负压状态下用手指捻动旋转吸痰管,边
        │  吸边退,在痰多处稍作停留,吸引时间不超过15秒;
        │  患者若出现氧饱和度下降或呼吸困难时,应立即停止吸引,及时给氧;▲
        │  抽吸生理盐水冲洗吸痰管。
        ↓
┌─────────────────────┐
│   吸痰后患者安置      │
└─────────────────────┘
        │  擦净患者面部分泌物,体位舒适,整理床单位。
        ↓
┌─────────────────────┐
│   用物处理            │
└─────────────────────┘
        │  关闭吸引器,分离吸痰管,吸引管头端浸泡于呋喃西林溶液中;脱手套,手套和
        │  吸痰管按一次性用物处理。▲
        ↓
┌─────────────────────┐
│   评价吸痰效果        │
└─────────────────────┘
        │  与吸痰前的痰鸣音、呼吸、氧饱和度进行比较。
        ↓
┌─────────────────────┐
│   洗手,记录          │
└─────────────────────┘
```

【综合评价】

1. 操作要求：动作节力、熟练、轻稳、正确。

2. 能动态观察患者的反应,避免患者缺氧。

3. 严格无菌操作。

4. 时间要求：10分钟。

【任务回放】

请为一痰多但咳痰无力的老人经口或经鼻吸痰。

模块相关理论点

　　年老体弱、危重、昏迷、麻醉未清醒等患者因不能有效咳嗽和排痰,常使痰液过多积聚在呼吸道,会引起呼吸不畅、吸入性肺炎、肺不张、窒息等并发症。经口腔、鼻腔或人工气道将呼吸道分泌物吸出(吸痰法)能有效预防这些并发症。

　　操作注意事项:

　　1. 吸痰前应检查负压吸引装置性能是否良好,连接是否正确。

　　2. 严格无菌操作,吸痰管、治疗碗、无菌手套应每次更换。

　　3. 吸痰动作要轻柔,防止损伤呼吸道黏膜。

　　4. 痰液黏稠者,可视病情配合胸部叩击、雾化吸入等治疗以提高吸痰效果。

　　5. 吸痰盘内用物至少每天更换 1 次,吸引器贮液瓶中应加入消毒液,溶液若超过 2/3 时应及时倾倒。

　　6. 每次吸痰时间不宜超过 15 秒,以免缺氧。

　　7. 经口鼻吸痰时,若插管至咽喉处痰液较多时,应先吸咽喉处痰液,再插管至气管吸痰。

　　8. 及时记录吸痰前后呼吸音改变、分泌物清除状况、呼吸型态变化及患者的反应。

临床知识链接

　　临床上所用吸引装置有电动吸引器和中心吸引装置,见图 4-9 和 4-10。

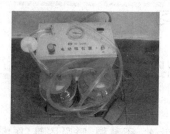

图 4-9　电动吸引器

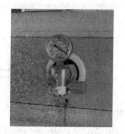

图 4-10　中心吸引器

 拓展与思考

　　1. 使用吸引器吸痰时,操作错误的是　　　　　　　　　　　　　　　　(　　)

　　　A. 检查负压、管道连接和吸引性能

　　　B. 吸痰管要每日更换

　　　C. 为小儿吸痰时负压要小

　　　D. 储液瓶内的吸出液要及时倾倒

　　　E. 连续使用电动吸引器的时间不应超过 2 小时

2. 使用电动吸引器吸痰时,储液瓶内的吸出液应及时倾倒,不应超过瓶的　　　　（　　）

   A. 1/3   B. 2/3   C. 1/2   D. 1/4   E. 3/4

（杨晔琴）

模块三　雾化吸入

⭐ 教学目标

认知目标

1. 说出超声雾化、氧气雾化吸入法的概念。

2. 复述超声雾化、氧气雾化吸入法的注意事项。

情感目标

1. 养成爱伤观念,在护理工作中关注患者的用药安全和效果。

2. 养成"三查七对"习惯,避免差错发生。

动作技能目标

正确完成超声雾化、氧气雾化吸入法操作,做到开关、雾化量、时间三准确。

MO NI BING LI LIAN XI

模拟病例练习

任务一　超声雾化吸入

【案例展示】

患者李洪,男,64岁,因慢性支气管炎急性发作,咳嗽、痰黏稠、呼吸困难,医嘱给予超声雾化吸入。

请你及时给患者实施超声雾化吸入疗法。

【任务目的】

1. 预防或治疗呼吸道感染。

2. 改善通气功能。

3. 湿化呼吸道。

【任务要求】

1. 能正确应用超声雾化器。

2. 复述雾化吸入的目的和注意事项。

3. 能正确完成超声雾化吸入的操作,做到开关正确,雾量调节合适,以达到治疗效果。

【操作流程】

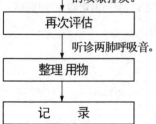

自身准备
　　仪表，态度，洗手，戴口罩。

用物准备
　　超声雾化器，按医嘱准备雾化液，连接雾化器主件与附件，水槽内加冷蒸馏水，水量视不同类型的雾化器而定，要求浸没雾化罐底部的透声膜。

携用物至患者床旁

核对、解释

评　估
　　评估患者的呼吸音，指导患者做深呼吸和有效咳嗽的方法。▲

安置患者
　　协助患者取舒适卧位。

操　作
　　开电源开关，预热3～5分钟▲，调整定时开关至所需时间，打开雾化开关，调节雾量；将口含嘴放入患者口中（也可用面罩），嘱患者做深呼吸，治疗时间15～20分钟。

观　察
　　超声雾化吸入方法是否正确▲，患者有无剧烈刺激性咳嗽，有无呼吸困难，有无支气管痉挛，必要时减少雾量或停止雾化吸入。

安置患者
　　取下口含嘴，擦干患者面部，必要时帮患者漱口，协助其取舒适卧位，鼓励患者做有效的咳嗽排痰。

再次评估
　　听诊两肺呼吸音。

整理用物

记　录

注："▲"为质量评估关键点。

【综合评价】

1. 操作要求：动作节力、熟练、轻稳、正确。

2. 与患者互动良好，具备一定的整体护理能力。

3. 时间要求：15分钟。

【任务回放】

要求学生按以上步骤完成一次超声雾化吸入操作。

任务二　气流驱动式雾化吸入法

【案例展示】

患者孙宝刚,男,66 岁。于 20 年前出现咳嗽、咳痰,痰呈白色黏液状,痰量较少。每当受凉时,痰呈黄色脓痰,每年发作 2～3 次,口服或静脉使用抗生素后,咳嗽、咳痰能够缓解。于 17 年前开始咳嗽、咳痰每年冬季发作,每次持续约 3 个多月。于 5 年前出现咳嗽、咳痰症状加重,同时伴有活动后胸闷、气急,休息后能够缓解,有时伴心悸。平时经常服用止咳化痰药和支气管扩张气雾喷剂,上述症状时重时轻。于 1 个月前感冒后,咳嗽、咳痰症状加重,痰呈黄色脓痰,不易咳出,稍活动后胸闷、气急明显而收住我院。体检:体温 36.2℃,脉搏 70 次/分,呼吸 18 次/分,血压 130/80mmHg。动脉血气分析:PaO_2 50mmHg、$PaCO_2$ 88mmHg。医嘱给予祛痰、抗炎、平喘治疗。

请用压缩雾化或氧气雾化吸入器为该患者进行万托林和普米克令舒雾化吸入疗法。

【任务目的】

同超声雾化吸入法。

【任务要求】

1. 能正确选用雾化方式。

2. 在护理工作中始终保持爱伤观念。

3. 能正确完成压缩雾化或氧气雾化吸入法。

【操作流程】

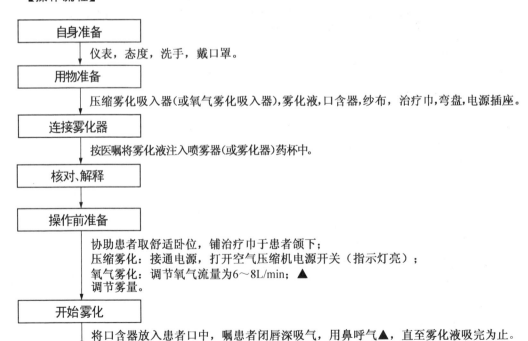

| 自身准备 |
| 仪表,态度,洗手,戴口罩。 |
| 用物准备 |
| 压缩雾化吸入器(或氧气雾化吸入器),雾化液,口含器,纱布,治疗巾,弯盘,电源插座。 |
| 连接雾化器 |
| 按医嘱将雾化液注入喷雾器(或雾化器)药杯中。 |
| 核对、解释 |
| 操作前准备 |
| 协助患者取舒适卧位,铺治疗巾于患者颌下;
压缩雾化:接通电源,打开空气压缩机电源开关(指示灯亮);
氧气雾化:调节氧气流量为6～8L/min;▲
调节雾量。 |
| 开始雾化 |
| 将口含器放入患者口中,嘱患者闭唇深吸气,用鼻呼气▲,直至雾化液吸完为止。 |
| 结束雾化 |

取下口含器；
压缩雾化：关电源开关；　氧气雾化：分离氧气连接管。

```
┌─────────────────┐
│ 协助患者取舒适    │
│ 卧位,整理床单位   │
└─────────────────┘
        ↓
┌─────────────────┐
│    清理用物       │
└─────────────────┘
```
用物按消毒隔离原则进行,一次性雾化吸入器用后按规定处理。
```
┌─────────────────┐
│   洗手,护理记录   │
└─────────────────┘
```

【综合评价】

1. 动作要求：操作连贯、正确、熟练。

2. 结果要求：能正确选择雾化方式和进行雾化操作。

3. 其他要求：能正确教给患者雾化方法和注意事项。

【任务回放】

要求学生按以上操作步骤完成本任务。

模块相关理论点

(一) 概念

超声波雾化吸入法是应用超声波声能,将药液变成细微的气雾,再由呼吸道吸入的方法。其雾量大小可以调节,雾滴小而均匀,药液可随深而慢的吸气到达终末支气管和肺泡。

(二) 目的及适应证

临床常用于防治呼吸道感染、湿化呼吸道和改善通气功能等,具体为：

1. 治疗呼吸道感染。消除炎症,减轻呼吸道黏膜水肿,稀释痰液,帮助祛痰。常用于咽喉炎、支气管扩张、肺炎、肺脓肿、肺结核等患者。

2. 改善通气功能。解除支气管痉挛,保持呼吸道通畅。常用于支气管哮喘等患者。

3. 湿化呼吸道。常用于呼吸道湿化不足、痰液黏稠、气道不畅者,也作为气管切开术后常规治疗手段。

4. 预防呼吸道感染。常用于胸部手术前后的患者。

(三) 超声波雾化吸入器

1. 构造

(1) 超声波发生器：面板上有电源和雾量调节开关、指示灯及定时器。

(2) 水槽与晶体换能器：水槽盛冷蒸馏水,其底部有一晶体换能器。

(3) 雾化罐与透声膜：雾化罐盛药液,底部是一半透明的透声膜。

(4) 螺纹管与口含嘴(或面罩)。

2. 作用原理

超声波发生器通电后输出的高频电能通过水槽底部晶体换能器转换为超声波声能,声能震动并透过雾化罐底部的透声膜作用于罐内的药液,使药液表面张力破坏而成为细微雾滴,通过导管随患者的深吸气进入呼吸道。见图 4-11、4-12、4-13、4-14。

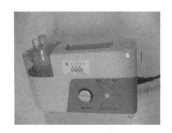

图 4-11　超声波雾化器

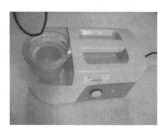

图 4-12　加冷蒸馏水

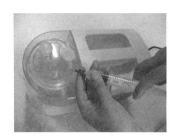

图 4-13　加入药液

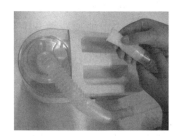

图 4-14　连接螺纹管与口含器

(四)超声波雾化吸入法注意事项

1. 使用前检查雾化器各部件是否完好,有无松动、脱落等异常情况。水槽和雾化罐内切忌加温水或热水,水槽内无水时不可开机,以免损坏机器。

2. 水槽底部的晶体换能器和雾化罐底部的透声膜薄而脆,易破碎,操作中注意避免损坏。

3. 一般每次定时 15~20 分钟。

4. 在使用过程中,如发现水槽内水温超过 60℃,应更换蒸馏水,换水时关闭机器。

5. 若要连续使用,中间须间隔 30 分钟。

LIN CHUANG ZHI SHI LIAN JIE
临床知识链接

空气压缩泵雾化吸入是借助一台带低压泵并以空气为动力的射流装置,雾化器将药物通过毛细管喷射雾化。其原理和氧气雾化吸入一样,相对于其他雾化吸入,空气压缩泵雾化吸入有以下优点:

1. 形成雾滴分子小,52% 在 5μm 以下,平均 4.8μm,80% 的药雾可被吸入。

2. 有气体做动力,不需要患者用力吸气,药液即可到达细支气管和深部肺组织,从而有效地消除深部气道和肺组织的炎症和水肿,解除支气管痉挛,改善通气,还有助于解决因痰液堵塞而造成的肺不张。

3. 空气压缩泵雾化吸入的动力非常稳定,相当于氧流量 6~8L/min 时的氧气形成的动力。

4. 使用方便,只需要 1 个电源插座就可完成操作。

5. 在安全性方面明显优于氧气驱动雾化吸入。

6. 适用于Ⅱ型呼衰、二氧化碳潴留不适宜用氧气雾化吸入的患者,见图 4-15、4-16、4-17。

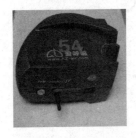
图 4-15 空气压缩泵
雾化器

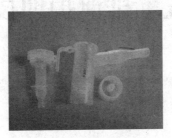
图 4-16 口含嘴射流式
雾化吸入器

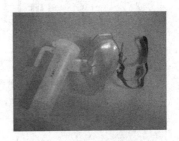
图 4-17 面罩式射流雾
化吸入器

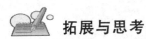 拓展与思考

1. 氧气雾化吸入法原理是利用 （　　）

A. 负压作用　　　　　　　　B. 虹吸作用

C. 空吸作用　　　　　　　　D. 高速气流作用

E. 正压作用

2. "超声雾化吸入过程中为提高药物疗效水槽内须保持足够的温水",这一说法是否正确并解释原因。

（余昌妹,杨晔琴）

项目五　排泄护理技术

教学目标

认知目标

1. 能说出一次性导尿术及留置导尿术的目的。

2. 能比较男、女患者导尿的不同之处。

情感目标

在护理工作中始终保护患者隐私,保持耐心、和蔼的态度,并注意保暖。

动作技能目标

能正确完成不同患者的导尿操作,做到动作轻巧,不污染。

MO NI BING LI LIAN XI

模拟病例练习

任务一　一次性导尿

● **女患者**

【案例展示】

患者王红,女,31岁,阴道分娩一女婴,体重3680g。产后8小时,诉下腹剧烈胀痛,有尿意但排尿困难。体检:耻骨联合上膨隆,可触及一囊性包块。

请为该患者导尿。

【任务目的】

1. 为患者引流尿液,解除尿潴留的痛苦。

2. 协助临床诊断:如做尿细菌培养,测量膀胱容量、压力,进行膀胱造影等。

3. 为患者进行膀胱化疗。

【任务要求】

1. 能正确运用无菌技术。

2. 操作熟练,动作轻柔。

3. 操作中保护患者隐私,并注意与患者沟通。

【操作流程】

```
┌─────────────────┐
│   自身准备      │
└─────────────────┘
        │  仪表,态度,洗手,戴口罩。
        ↓
┌─────────────────┐
│   用物准备      │
└─────────────────┘
        │  屏风、治疗车、治疗盘、导尿包(内包布外:手套、弯盘、镊子、棉球、小药杯;
        │  内包布内:弯盘2个、洞巾、棉球、小药杯、尿培养试管、石蜡油棉球、镊子、血管
        │  钳、纱布)、导尿管、无菌手套、碘伏溶液、一次性尿垫、便盆。
        ↓
┌─────────────────┐
│ 携用物至患者床旁│
└─────────────────┘
        │  核对解释,询问患者是否已清洗外阴。
        ↓
┌─────────────────┐
│   环境准备      │
└─────────────────┘
        │  关门窗,拉屏风,保护患者隐私。▲
        ↓
┌─────────────────┐
│   患者准备      │
└─────────────────┘
        │  脱去患者对侧裤腿,盖于近侧腿上,对侧腿部以棉被遮盖;
        │  患者仰卧屈膝位,双腿略外展。
        ↓
┌─────────────────┐
│   消毒外阴      │
└─────────────────┘
        │  垫一次性尿垫于臀下;
        │  检查并打开导尿包,将初次消毒用物置于患者两腿间后盖回导尿包;
        │  倾倒碘伏溶液;
        │  戴左手手套后,依次消毒阴阜、大阴唇、小阴唇及尿道口,每个棉球只用一次;▲
        │  脱手套,移弯盘至床尾或推车下方。
        ↓
┌─────────────────┐
│   导尿前准备    │
└─────────────────┘
        │  将导尿包至于患者两腿间打开,检查灭菌效果,夹出小药杯,倾倒碘伏溶液。
        ↓
┌─────────────────┐
│   戴无菌手套    │
└─────────────────┘
        │  铺洞巾于患者会阴处,使之与导尿包包布形成一个完整的无菌区;
        │  整理弯盘内用物,用石蜡油棉球润滑导尿管前端。
        ↓
┌─────────────────┐
│   消毒尿道口    │
└─────────────────┘
        │  左手食指及拇指分开并固定小阴唇,右手持镊子夹取碘伏棉球,依次消毒
        │  尿道口、两侧小阴唇、尿道口。▲
        ↓
┌─────────────────┐
│   导出尿液      │
└─────────────────┘
        │  右手持血管钳夹取导尿管,插入尿道内4～6cm,见尿液流出后再插入1～2cm;
        │  固定导尿管,将尿液导入弯盘内;▲
        │  弯盘内尿液较满时,以血管钳夹闭导尿管尾端,倾倒尿液于便盆内后,继续接尿;
        │  根据需要留取尿标本。
        ↓
┌─────────────────┐
│   拔出导尿管    │
└─────────────────┘
        │  用无菌纱布包裹尿管拔出。
        ↓
┌─────────────────┐
│   整理用物      │
└─────────────────┘
        │  倾倒尿液,撤去用物,脱手套;
        │  协助患者穿裤,整理床单位。
        ↓
```

```
┌─────────────────┐
│ 根据需要观察尿    │
│ 液或测量尿量      │
└────────┬────────┘
         ↓
┌─────────────────┐
│ 整理用物(包括标本送 │
│ 检)、洗手、护理记录 │
└─────────────────┘
```

注:"▲"为质量评估关键点。

【综合评价】

1. 操作要求:严格遵守无菌操作原则,动作节力、熟练、轻稳、正确。

2. 与患者互动良好,具备整体护理能力。

3. 时间要求:20分钟内。

【任务回放】

要求学生按以上操作步骤完成本任务。

● **男患者**

【案例展示】

患者乾中华,男,30岁,外伤后出现尿频、尿痛等症状,现已6小时未排尿,诉下腹胀痛,排尿困难。体检:耻骨联合上膨隆,可触及一囊性包块。

请为该患者导尿。

【任务目的】

1. 为患者引流尿液,解除尿潴留的痛苦。

2. 协助临床诊断,如做尿细菌培养,测量膀胱容量、压力,行膀胱造影等。

3. 为患者进行膀胱化疗。

【任务要求】

1. 能正确运用无菌技术。

2. 操作熟练,动作轻巧。

3. 操作中能保护患者隐私,并注意与患者沟通。

【操作流程】

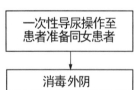

```
┌─────────────────┐
│ 一次性导尿操作至  │
│ 患者准备同女患者  │
└────────┬────────┘
         ↓
┌─────────────────┐
│    消毒外阴       │
└────────┬────────┘
```

垫一次性尿垫于臀下;
检查并打开导尿包,将初次消毒用物置于患者两腿间后盖回导尿包,倾倒碘伏溶液;戴手套后,依次消毒阴阜、阴茎、阴囊。再持纱布后推阴茎包皮,自尿道口向外旋转消毒至冠状沟▲,脱手套,移弯盘至床尾。

```
┌─────────────────┐
│    导尿前准备     │
└────────┬────────┘
```

将导尿包至于患者两腿间打开,检查灭菌效果并夹出小药杯,倾倒碘伏溶液。

```
┌─────────────────┐
│    戴无菌手套     │
└─────────────────┘
```

铺洞巾于患者会阴处，使之与导尿包包布形成一个完整的无菌区；
整理弯盘内用物，用石蜡油棉球润滑导尿管前端。

```
┌──────────────┐
│  消毒尿道口   │
└──────────────┘
```
左手持纱布后推包皮，右手用镊子夹碘伏棉球旋转消毒尿道口、阴茎头及冠状沟。▲

```
┌──────────────┐
│   导出尿液    │
└──────────────┘
```
手持无菌纱布固定阴茎并提起，使之与腹壁成60°，另一手持血管钳夹取导尿管，插入尿道20~22cm，见尿液流出后再插入1~2cm；
固定导尿管，将尿液导入弯盘内；▲
弯盘内尿液较满时，以血管钳夹闭导尿管尾端，倾倒尿液于便盆内后，继续接尿；
根据需要留取尿标本。

```
┌──────────────┐
│  拔出导尿管   │
└──────────────┘
```

```
┌──────────────┐
│ 后同女患者一  │
│ 次性导尿操作  │
└──────────────┘
```

注："▲"为质量评估关键点。

【综合评价】

1. 操作要求：严格遵守无菌操作原则，动作节力、熟练、轻稳、正确。

2. 与患者互动良好，具备整体护理能力。

3. 时间要求：20分钟内。

【任务回放】

要求学生按以上操作步骤完成本任务。

任务二　留置导尿

● 女患者

【案例展示】

患者张玉兰，女，55岁，因右上腹胀痛1个月，伴黄疸半月拟"阻塞性黄疸，原因待查；壶腹周围癌，胆管癌"收住入院。医生拟于明日上午8时，在硬膜外麻醉下剖腹探查并行胰、十二指肠切除术。

请为患者进行术前留置导尿。

【任务目的】

1. 为尿失禁或会阴伤口患者引流尿液，维持会阴部皮肤干燥。

2. 使膀胱保持空虚状态，避免盆腔手术时误伤膀胱。

3. 为休克或危重患者记录每小时尿量、测量尿液比重，以便及时观察病情变化。

4. 部分泌尿系统疾病手术后留置导尿管，可减少切口张力，促进愈合，并方便引流、冲洗。

5. 为尿失禁患者进行膀胱功能训练。

【任务要求】

1. 能正确运用无菌技术。

2. 操作熟练,动作轻柔。

3. 操作中保护患者隐私,并注意与患者沟通。

【操作流程】

```
┌─────────────────────┐
│      自身准备        │
└─────────────────────┘
          │ 仪表,态度,洗手,戴口罩。
┌─────────────────────┐
│      用物准备        │
└─────────────────────┘
          │ 屏风、治疗车、治疗盘、导尿包(内包布外:手套、弯盘、镊子、棉球、小药杯;内包布内:弯
          │ 盘2个、洞巾、棉球、小药杯、尿培养试管、石蜡油棉球、镊子、血管钳)、气囊导尿管、20ml
          │ 注射器、集尿袋、无菌手套、生理盐水、碘伏溶液、胶布、一次性尿垫、挂钩、砂轮、棉签、污物
          │ 杯、便盆。
┌─────────────────────┐
│   携用物至患者床旁    │
└─────────────────────┘
          │ 核对解释,询问患者是否已清洗外阴。
┌─────────────────────┐
│      挂集尿袋        │
└─────────────────────┘
          │ 检查集尿袋有效期、密闭性,开关是否按要求开闭。
┌─────────────────────┐
│      环境准备        │
└─────────────────────┘
          │ 关门窗,拉屏风,保护患者隐私。▲
┌─────────────────────┐
│      患者准备        │
└─────────────────────┘
          │ 脱去患者对侧裤脚,盖于近侧腿上,对侧腿部以棉被遮盖;
          │ 患者仰卧屈膝位,双腿外展。
┌─────────────────────┐
│      消毒外阴        │
└─────────────────────┘
          │ 垫一次性尿垫于臀下;
          │ 检查并打开导尿包,将初次消毒用物置于患者两腿间后盖回导尿包;
          │ 倾倒碘伏溶液;
          │ 戴手套后,用镊子夹取碘伏棉球依次消毒阴阜、大阴唇、小阴唇及尿道口,每个棉球只用一次;▲
          │ 脱手套,移弯盘至床尾。
┌─────────────────────┐
│     导尿前准备       │
└─────────────────────┘
          │ 将导尿包至于患者两腿间打开,放导尿管、注射器于包内;
          │ 检查并打开生理盐水安瓿;
          │ 倾倒碘伏溶液于小药杯内。
┌─────────────────────┐
│  戴无菌手套,整理用物  │
└─────────────────────┘
          │ 铺洞巾于患者会阴处,使之与导尿包包布形成一个完整的无菌区;
          │ 整理弯盘内用物;
          │ 注射器抽取生理盐水后注入气囊内,检查导尿管是否完好,抽回生理盐水;
          │ 以石蜡油棉球润滑导尿管前端。
┌─────────────────────┐
│      消毒尿道口      │
└─────────────────────┘
          │ 左手食指及拇指分开并固定小阴唇,右手依次消毒尿道口、两侧小阴唇、尿道口。▲
┌─────────────────────┐
│      插导尿管        │
└─────────────────────┘
```

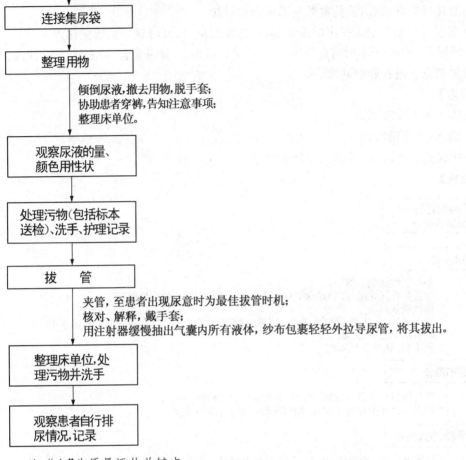

右手持血管钳夹取导尿管,插入尿道内4～6cm,见尿液流出后再插入4～6cm;血管钳夹闭导尿管开口,向气囊内注入生理盐水,轻拉导尿管有阻力感即可;▲根据需要留取尿标本。

连接集尿袋

整理用物

倾倒尿液,撤去用物,脱手套;协助患者穿裤,告知注意事项;整理床单位。

观察尿液的量、颜色用性状

处理污物(包括标本送检)、洗手、护理记录

拔　管

夹管,至患者出现尿意时为最佳拔管时机;核对、解释,戴手套;用注射器缓慢抽出气囊内所有液体,纱布包裹轻轻外拉导尿管,将其拔出。

整理床单位,处理污物并洗手

观察患者自行排尿情况,记录

注:"▲"为质量评估关键点。

【综合评价】

1. 操作要求:严格遵守无菌操作原则,动作节力、熟练、轻稳、正确。

2. 与患者互动良好,具备整体护理能力。

3. 时间要求:20分钟内。

【任务回放】

请按以上步骤为一女休克患者进行留置导尿。

● **男患者**

【案例展示】

患者汪博,男,33岁,二尖瓣病变。反复发热,考虑心内膜炎。住院2天后出现突发抽搐,随后意识丧失。请神经内科会诊,发现患者深昏迷,瞳孔一大一小,对光反射、角膜反射消失,肌张力高,病理征阳性,数小时以后自主呼吸消失,现予以呼吸机辅助呼吸。为了保持床单位清洁,防止皮肤受尿液刺激损害,医嘱给予留置导尿。

请执行该医嘱。

【任务目的】

1. 为尿失禁或会阴伤口患者引流尿液,维持会阴部皮肤干燥。

2. 使膀胱保持空虚状态,避免盆腔手术时误伤膀胱。

3. 为休克或危重患者记录每小时尿量、测量尿液比重,以及时观察病情变化。

4. 部分泌尿系统疾病手术后留置导尿管,可减少切口张力、促进愈合,并方便引流、冲洗。

5. 为尿失禁患者进行膀胱功能训练。

【任务要求】

1. 能正确运用无菌技术。

2. 操作熟练,动作轻巧。

3. 操作中保护患者隐私,并注意与患者沟通。

【操作流程】

```
┌─────────────────────┐
│ 同女患者留置导尿      │
│ 操作至患者准备        │
└─────────────────────┘
          │
┌─────────────────────┐
│    消毒外阴          │
└─────────────────────┘
          │    垫一次性尿垫于臀下;
          │    检查并打开导尿包,将初次消毒用物置于患者两腿间后盖回导尿包;
          │    倾倒碘伏溶液;
          │    戴手套后,依次消毒阴阜、阴茎、阴囊,然后持纱布后推阴茎包皮,自尿道口向外旋
          │    转消毒至冠状沟;▲
          │    脱手套,移弯盘至床尾。
┌─────────────────────┐
│   导尿前准备         │
└─────────────────────┘
          │    将导尿包至于患者两腿间打开,放导尿管、注射器于包内;
          │    检查并打开生理盐水安瓿,倾倒碘伏溶液于小药杯内。
┌─────────────────────┐
│ 戴无菌手套,整理用物   │
└─────────────────────┘
          │    铺洞巾于患者会阴处,使之与导尿包包布形成一个完整的无菌区;
          │    整理弯盘内用物;
          │    注射器抽取生理盐水后注入气囊内,检查导尿管是否完好,抽回生理盐水;
          │    以石蜡油棉球润滑导尿管前端。
┌─────────────────────┐
│   消毒尿道口         │
└─────────────────────┘
          │    左手持纱布后推阴茎包皮,右手夹碘伏棉球再次旋转消毒尿道口、阴茎头及冠状沟。▲
┌─────────────────────┐
│   插导尿管          │
└─────────────────────┘
          │    手持无菌纱布固定阴茎并提起,使之与腹壁成60°,另一手持血管钳夹取导尿管,插入
          │    尿道20～22cm,见尿液流出后再插入4～6cm;
          │    以血管钳夹闭导尿管开口,向气囊内注入生理盐水,轻拉导尿管有阻力感即可;▲
          │    根据需要留取尿标本。
┌─────────────────────┐
│   连接集尿袋         │
└─────────────────────┘
          │
┌─────────────────────┐
│ 后同女患者留          │
│ 置导尿操作            │
└─────────────────────┘
```

注:"▲"为质量评估关键点。

【综合评价】

1. 操作要求：无菌概念强，动作节力、熟练、轻稳、正确。

2. 与患者互动良好，具备整体护理能力。

3. 时间要求：20分钟内。

【任务回放】

请按以上步骤为一名男尿失禁患者进行留置导尿。

MO KUAI XIANG GUAN LI LUN DIAN
模块相关理论点

(一) 男、女尿道特点

1. 女性

女性尿道为一条独立的肌性管道，长4～6cm，其特点为粗、短、直，富有扩张性。尿道外口位于阴蒂后方、阴道口前方。因与阴道口、肛门较近，易发生尿道感染。

2. 男性

成年男性尿道长18～20cm，全程有三个狭窄和两个弯曲。三个狭窄为尿道内口、膜部和尿道外口。两个弯曲为耻骨下弯（位于膜部和海绵体部起始段，凹面向上）和耻骨前弯（位于阴茎根与体之间，凹面向下）。耻骨下弯不可变化，但耻骨前弯可在阴茎向上提起时消失，因此临床上做导尿或尿道扩张时，先上提阴茎，使此弯消失以利插管。

(二) 排尿的护理

1. 排尿护理的意义

机体在新陈代谢的过程中所产生的废物（尿素、尿酸、无机盐等）及过剩的水分，需经过血液循环，至泌尿系统形成尿液并排出体外，从而调节水、电解质及酸碱平衡，维持人体内环境相对稳定。排尿功能异常可影响个体的身心健康。因此，护理人员应在工作中密切观察患者的排泄状况，了解其身心需要，并提供适当的护理措施，维护患者身心健康。

2. 留置导尿患者的护理

(1) 指导患者摄取足够的水分（约2000ml/d），并进行适当的活动可减少泌尿系统感染的机会，也可防止尿路结石形成。

(2) 注意防止导尿管扭曲、受压或堵塞，保持引流通畅。集尿袋的高度不可超过膀胱高度，并避免挤压，以防尿液反流。

(3) 每日进行会阴护理，保持局部清洁。

(4) 集尿袋应每日更换，及时排空；橡胶导尿管每周更换1次，硅胶导尿管可酌情延长更换周期。

(5) 留置导尿期间应注意患者主诉，并观察尿液的量、颜色、性状。每周检查尿常规1次。

(6) 若要训练膀胱反射功能，可间歇性夹管，每3～4小时开放1次，以训练患者膀胱尿意容量，促进膀胱功能的恢复。

(三) 导尿的注意事项

1. 严格执行查对制度并遵循无菌操作原则。

2. 操作中注意保护患者的隐私，给予保暖，并关注患者的身心反应。

3. 女患者初次消毒的顺序为自上而下、由外向内,每个棉球只用一次,避免接触肛门。再次消毒的顺序为自上而下、由内向外再向内,每个棉球只用一次。

4. 为男患者插导尿管时应将阴茎提起与腹壁成60°,使耻骨前弯消失后再轻轻插入。遇尿道三个狭窄处应嘱患者张口呼吸,动作轻柔,切忌用力过猛而损伤尿道黏膜。

5. 对于膀胱高度膨胀又极度虚弱的患者,一次性放尿不可超过1000ml,以防出现虚脱或血尿。

6. 女患者插管应仔细辨认尿道与阴道,若导尿管误入阴道,应更换导尿管后重新插管。

7. 双腔气囊导尿管进行气囊注水前,应确定气囊未卡在尿道内口,以防局部损伤。

LIN CHUANG ZHI SHI LIAN JIE
临床知识链接

(一)双腔气囊导尿管

双腔气囊导尿管是以橡胶、硅胶或塑胶做的导管,可以经由尿道插入膀胱以便引出尿液,导尿管插入膀胱后,靠近导尿管头端有一个气囊,固定导尿管留在膀胱内,使其不易脱出,导尿管另一腔与集尿袋连接收集尿液,见图5-1。

(二)三腔导尿管

三腔导尿管可用于前列腺手术后膀胱的恢复治疗。它由三腔管和气囊构成,三腔管的尾部分出气囊充气管、尿液引流管和膀胱冲洗管。部分三腔导尿管的膀胱冲洗管上还设有流量表和流量控制开关,能对药液的输入进行控制,达到最佳的治疗效果,不会给患者带来不必要的痛苦。

(三)一次性导尿包

一次性导尿包由医用塑料制成,导尿盘做成椭圆形,内含导尿管、集尿袋、手套、镊子、装有生理盐水的注射器、碘伏棉球、石蜡油棉球及纱布等,见图5-2。将导尿管用物装入导尿盘后,采用封闭膜封闭,用化学方法消毒。这种一次性导尿包已在临床广泛使用,可用于战地救护、家庭病床等。可以远距离运输,随时随地使用,且能长期保存。

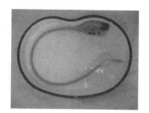

图5-1 双腔气囊导尿管

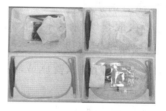

图5-2 一次性导尿包

拓展与思考

1. 导尿术中,初次消毒的原则是 （ ）

   A. 由上至下,由外向内
   B. 由上至下,由内向外
   C. 由下至上,由内向外
   D. 由下至上,由外向内
   E. 根据患者的要求进行消毒

2. 男性尿道有何特点？为何在为男性患者插导尿管时应将阴茎提起与腹壁成一定的角度？

3. 为女性患者导尿时,初次消毒与再次消毒应分别遵循怎样的顺序？

(朱晓玲)

模块二 灌 肠

教学目标

认知目标
1. 能比较各种灌肠法的异同。
2. 能为不同情况的患者选用合适的灌肠法,并正确配制灌肠液。

情感目标
在护理工作中始终保护患者隐私,保持耐心、和蔼的态度。

动作技能目标
能完成不同患者的灌肠操作,做到动作轻巧。

MO NI BING LI LIAN XI
模拟病例练习

任务一 大量不保留灌肠

【案例展示】

患者王嘉,男,45 岁。高温环境下工作 4 小时后感全身乏力、头晕、头痛、出汗减少。体检:面色潮红,体温 40℃,脉搏 110 次/分,呼吸 24 次/分,血压 115/80mmHg。诊断为"轻度中暑"。医嘱予 4℃冰生理盐水大量不保留灌肠。

请执行灌肠医嘱。

【任务目的】
1. 为患者解除便秘、肠胀气。
2. 肠道手术或肠道检查前清洁肠道,防止感染。
3. 清除肠道内毒物,减轻中毒。
4. 为高热患者降温。

【任务要求】
1. 自身准备、用物准备、患者准备、环境准备符合要求。

2. 操作熟练,动作轻柔。

3. 操作中保护患者隐私,并注意与患者沟通。

【操作流程】

```
┌─────────────────────┐
│      自身准备        │
└─────────────────────┘
         │
     仪表,态度,洗手,戴口罩。
         │
┌─────────────────────┐
│      用物准备        │
└─────────────────────┘
         │
   屏风、治疗车、治疗盘、输液架、便盆及便盆巾、**消毒灌肠筒1套(或一次性灌肠袋)、灌肠
   溶液、肛管、弯盘、血管钳(或调节夹,一次性灌肠袋不需准备)、润滑剂**、水温计、棉签、
   一次性治疗巾、卫生纸、手套。
         │
┌─────────────────────┐
│   携用物至患者床旁    │
└─────────────────────┘
         │
┌─────────────────────┐
│      核对、解释      │
└─────────────────────┘
         │
┌─────────────────────┐
│      环境准备        │
└─────────────────────┘
         │
   关门窗,拉屏风,保护患者隐私;置输液架于床边。
         │
┌─────────────────────┐
│      患者准备        │
└─────────────────────┘
         │
   取左侧卧位,脱裤至膝部,臀部移至床沿,臀下垫治疗巾,注意保暖。
         │
┌─────────────────────┐
│    挂灌肠筒(袋)     │
└─────────────────────┘
         │
   将灌肠筒挂于输液架上,筒内液面距肛门40~60cm。▲
         │
┌─────────────────────┐
│       戴手套         │
└─────────────────────┘
         │
┌─────────────────────┐
│      灌    肠        │
└─────────────────────┘
         │
   将弯盘与卫生纸放于臀边;
   若为灌肠筒则需连接肛管;
   润滑肛管前段后,排尽空气;
   分开臀裂,肛管插入肛门7~10cm;固定肛管,打开血管钳(或调节夹)。▲
         │
┌─────────────────────┐
│      观    察        │
└─────────────────────┘
         │
   观察:灌肠筒内液面有无下降,患者有无腹胀、腹痛及便意,有无出现剧烈腹痛、面色
   苍白、大汗淋漓等情况。▲
         │
┌─────────────────────┐
│      拔    管        │
└─────────────────────┘
         │
   液体灌尽时关闭血管钳(或调节夹),用卫生纸包裹肛管拔出,擦净肛门;
   将肛管放置于弯盘内。
         │
┌─────────────────────┐
│      整理用物        │
└─────────────────────┘
         │
   脱手套,撤去用物,协助患者穿裤,嘱患者尽可能平卧保留5~10分钟。
         │
┌─────────────────────┐
│    协助患者排便      │
└─────────────────────┘
         │
┌─────────────────────┐
│  整理用物、洗手、记录 │
└─────────────────────┘
```

注:"▲"为质量评估关键点。

【综合评价】

1. 操作要求：动作节力、熟练、轻稳、正确。

2. 与患者互动良好，具备整体护理能力。

3. 时间要求：5分钟。

【任务回放】

要求学生按以上操作步骤完成本任务。

任务二　小量不保留灌肠

【案例展示】

患者戴智锐，男，72岁，因反复上腹痛20年，加重2月，以"十二指肠球部溃疡活动期，肝脾肿大"经门诊收住入院。现患者上腹正中隐痛，呈间歇性，有一定节律性。患者近4日大便未解，考虑其年老，且体弱消瘦，医嘱予0.2%肥皂水小量不保留灌肠。

请执行该医嘱。

【任务目的】

1. 为患者软化粪便，解除便秘。

2. 排除肠道内气体，解除腹胀。

【任务要求】

1. 自身准备、用物准备、患者准备、环境准备符合要求。

2. 操作熟练，动作轻柔。

3. 操作中保护患者隐私，并注意与患者沟通。

【操作流程】

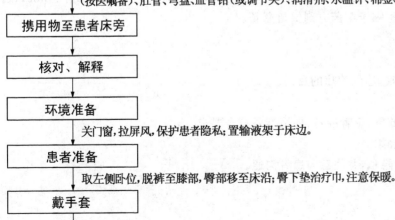

自身准备 → 仪表，态度，洗手，戴口罩。

用物准备 → 屏风、治疗车、治疗盘、注洗器、量杯（或小号灌肠筒、一次性灌肠袋）、便盆及便盆巾、灌肠溶液（按医嘱备）、肛管、弯盘、血管钳（或调节夹）、润滑剂、水温计、棉签、一次性治疗巾、卫生纸、手套。

携用物至患者床旁

核对、解释

环境准备 → 关门窗，拉屏风，保护患者隐私；置输液架于床边。

患者准备 → 取左侧卧位，脱裤至膝部，臀部移至床沿；臀下垫治疗巾，注意保暖。

戴手套

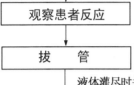

灌 肠

将弯盘与卫生纸放于臀边;
连接肛管与注洗器(或灌肠筒),若使用小号灌肠筒,液面距肛门不可超过30cm; ▲
润滑肛管前段后,排尽空气,分开患者臀裂,肛管插入肛门7～10cm;
固定肛管,打开血管钳(或调节夹)。▲

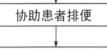

观察患者反应

拔 管

液体灌尽时关闭血管钳(或调节夹),以卫生纸包裹肛管拔出;
擦净肛门,将肛管分离放于弯盘内。

整理用物

脱手套,撤去用物;协助患者穿裤,并嘱其尽可能保留10～20分钟。

协助患者排便

整理用物、洗手、记录

注:"▲"为质量评估关键点。

【综合评价】

1. 操作要求:动作节力、熟练、轻稳、正确。

2. 与患者互动良好,具备整体护理能力。

【任务回放】

请按以上操作步骤完成另一小量不保留灌肠任务。

任务三 保留灌肠

【案例展示】

患者林小茹,女,35 岁。主诉下腹痛、腰酸下坠、白带增多,体检双侧附件增粗,或有炎症包块,触痛明显。体检:体温 38.8℃,脉搏 90 次/分,呼吸 20 次/分,血压 115/80mmHg。诊断为"慢性盆腔炎"。医嘱予中药方剂保留灌肠。

请执行该医嘱。

【任务目的】

通过药物的肠道吸收,达到治疗的目的。

【任务要求】

1. 自身准备、用物准备、患者准备、环境准备符合要求。

2. 操作熟练,动作轻柔。

3. 操作中保护患者隐私,并注意与患者沟通。

【操作流程】

```
┌─────────────────────┐
│     自身准备        │
└─────────────────────┘
        │  仪表，态度，洗手，戴口罩。
        ▼
┌─────────────────────┐
│     用物准备        │
└─────────────────────┘
        │  屏风、小垫枕、治疗车、治疗盘、注洗器、量杯（按医嘱盛灌肠溶液）、肛管（＜20号）、
        │  温开水5～10ml、弯盘、血管钳、润滑剂、水温计、棉签、一次性治疗巾、卫生纸、手套。
        ▼
┌─────────────────────┐
│   携用物至患者床旁   │
└─────────────────────┘
        │
        ▼
┌─────────────────────┐
│     核对、解释      │
└─────────────────────┘
        │  询问、协助患者大小便。
        ▼
┌─────────────────────┐
│     环境准备        │
└─────────────────────┘
        │  关门窗，拉屏风，保护患者隐私。
        ▼
┌─────────────────────┐
│     患者准备        │
└─────────────────────┘
        │  根据病情安置患者卧位，脱裤至膝部，将臀部移至床沿；臀部垫治疗巾、小垫枕，使其抬高10cm。▲
        ▼
┌─────────────────────┐
│      戴手套         │
└─────────────────────┘
        │
        ▼
┌─────────────────────┐
│     灌    肠        │
└─────────────────────┘
        │  将弯盘与卫生纸放于臀边；
        │  连接肛管与装有药液的注洗器；
        │  润滑肛管前段后，排尽空气；
        │  分开患者臀裂，肛管插入肛门15～20cm，缓慢注完药液后，注入温开水5～10ml。▲
        ▼
┌─────────────────────┐
│     拔    管        │
└─────────────────────┘
        │  夹闭血管钳，用卫生纸包裹肛管拔出，并擦净肛门。
        ▼
┌─────────────────────┐
│     整理用物        │
└─────────────────────┘
        │  脱手套，撤去用物；
        │  协助患者穿裤，并嘱其尽可能平卧，将药液保留1小时以上再排便。▲
        ▼
┌─────────────────────┐
│   洗手，护理记录     │
└─────────────────────┘
```

注："▲"为质量评估关键点。

【综合评价】

1. 操作要求：动作节力、熟练、轻稳、正确。

2. 与患者互动良好，具备整体护理能力。

【任务回放】

请按以上操作步骤为一肠道感染者完成保留灌肠操作。

模块相关理论点

（一）排便护理的意义

食物经过胃及小肠消化吸收后，未被吸收的食物残渣需通过大肠，从肛门以粪便形式排出体外。通常粪便的性质与形状可反映消化系统的功能情况，因此，护士需仔细观察患者的排便活动及粪便情况，及早发现各种消化道异常情况，采取适宜的治疗、护理措施，以维护患者正常的消化系统功能。

（二）灌肠溶液的种类

1. 大量不保留灌肠

常用的灌肠溶液为 0.1％～0.2％ 的肥皂液或生理盐水。成人每次用量为 500～1000ml，小儿 200～500ml。溶液温度一般为 39～41℃，降温时用 28～32℃，中暑用 4℃。

妊娠、急腹症、消化道出血、严重心血管疾病患者禁忌灌肠。肝昏迷患者禁用肥皂液灌肠，以减少氨的产生和吸收。充血性心力衰竭及水钠潴留患者禁用生理盐水灌肠。

2. 小量不保留灌肠

常用的溶液有"1、2、3"溶液（30ml 50％硫酸镁溶液＋60ml 甘油＋90ml 温开水）；甘油 50ml 配入等量温开水；各种植物油 120～180ml。灌肠溶液温度为 38℃。

3. 保留灌肠

灌肠溶液可遵医嘱准备：镇静、催眠可使用 10％水合氯醛；抗肠道感染可使用 2％小檗碱、0.5％～1％新霉素或其他抗生素溶液。灌肠溶液量不超过 200ml，溶液温度 38℃。

（三）各种灌肠法的注意事项

1. 大量不保留灌肠

（1）为伤寒患者灌肠时，灌肠筒内液面不得高于肛门 30cm，量不得超过 500ml。

（2）灌肠过程中，观察患者有无腹胀、腹痛，若有便意，嘱患者深呼吸以减轻不适，并适当放低灌肠筒或行腹部按摩。若患者出现面色苍白、大汗淋漓、心慌气急、剧烈腹痛等情况，应立即停止灌肠并及时通知医生，采取急救措施。

（3）若为降温灌肠，要求灌肠液在患者体内保留 30 分钟，排便 30 分钟后再测量体温并记录。

（4）灌肠结果记录方法：若患者灌肠后未排便，可记录为 0/E；若灌肠后排便 1 次，可记录为 1/E，其余记录方法参见第 14 页"底栏"部分。

2. 小量不保留灌肠

（1）灌肠时肛管插入的深度为 7～10cm，溶液注入速度应慢、压力要低。

（2）每次抽吸灌肠液时应反折肛管尾段，防止空气进入肠道，以免引起腹胀。

3. 保留灌肠

（1）实施保留灌肠的时间以晚上睡前为宜，灌肠前应嘱患者排便，肠道排空有利于药液的吸收。

（2）患者体位应根据病情选择：慢性细菌性痢疾患者因病变多位于直肠或乙状结肠，故取左侧卧位；阿米巴痢疾患者病变多位于回盲部，取右侧卧位可提高疗效。

（3）灌肠时肛管插入 15～20cm，液量不得过多，应低压力、慢灌入，以减少刺激并利于药液的保留。

（4）肛门、直肠、结肠手术后的患者及大便失禁的患者不宜行保留灌肠。

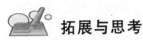

拓展与思考

1. 中暑患者实施大量不保留灌肠时采用以下何种溶液　　　　　　　　　　（　　）

    A. 4℃ 生理盐水　　　　　　　　　B. 8℃ 生理盐水

    C. 10℃生理盐水　　　　　　　　　D. 12℃生理盐水

    E. 15℃生理盐水

2. 以肥皂水为灌肠液的浓度为　　　　　　　　　　　　　　　　　　（　　）

    A. 0.1%～0.2%　　　　　　　　　B. 0.2%～0.5%

    C. 0.5%～1%　　　　　　　　　　D. 1%～1.2%

    E. 1%～2%

3. 下列哪些患者不宜大量不保留灌肠　　　　　　　　　　　　　　　（　　）

    A. 便秘患者　　　　　　　　　　　B. 急腹症患者

    C. 高热患者　　　　　　　　　　　D. 肠道术前准备患者

    E. 肝昏迷患者

4. 灌肠后大便一次的符号是　　　　　　　　　　　　　　　　　　（　　）

    A. "E"　　　　　B. "※"　　　　　C. "H"　　　　　D. "×"　　　　　E. "1/E"

5. 请叙述"1、2、3"溶液的组成成分。

（朱晓玲）

模块三　膀胱冲洗

教学目标

认知目标

能陈述膀胱冲洗溶液的种类及操作注意事项。

情感目标

在护理工作中始终保护患者隐私，保持耐心、和蔼的态度，严格贯彻无菌观念。

动作技能目标

能熟练完成膀胱冲洗操作，做到动作轻巧。

模拟病例练习

任务 膀胱冲洗

【案例展示】

患者孙桂荣,男,38 岁,因车祸拟"颅脑损伤"急诊收住入院。现患者神志昏迷,双瞳等大等圆,直径约 0.35mm,对光反射迟钝,留置导尿 1 周后出现尿液混浊,内有少量血块。体检:体温 37.5℃,脉搏 69 次/分,呼吸 18 次/分,血压 110/72mmHg。医嘱予 0.02% 呋喃西林溶液膀胱冲洗。

请执行该医嘱。

【任务目的】

1. 保持留置导尿患者尿液引流通畅。

2. 清除膀胱内各种异物,预防感染。

3. 治疗膀胱炎、膀胱肿瘤等膀胱疾病。

【任务要求】

1. 自身准备、用物准备、患者准备、环境准备符合要求。

2. 操作熟练,动作轻柔。

3. 操作中注意与患者沟通。

【操作流程】

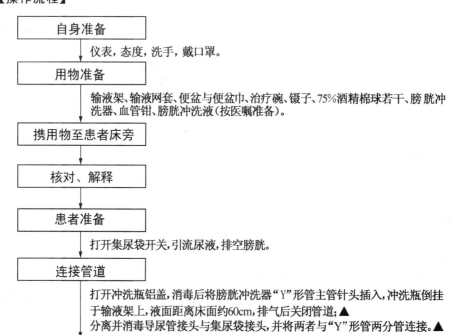

自身准备
　　仪表,态度,洗手,戴口罩。
用物准备
　　输液架、输液网套、便盆与便盆巾、治疗碗、镊子、75%酒精棉球若干、膀胱冲洗器、血管钳、膀胱冲洗液(按医嘱准备)。
携用物至患者床旁
核对、解释
患者准备
　　打开集尿袋开关,引流尿液,排空膀胱。
连接管道
　　打开冲洗瓶铝盖,消毒后将膀胱冲洗器"Y"形管主管针头插入,冲洗瓶倒挂于输液架上,液面距离床面约60cm,排气后关闭管道;▲
　　分离并消毒导尿管接头与集尿袋接头,并将两者与"Y"形管两分管连接。▲
冲洗膀胱

关闭引流管,打开"Y"形管主管,60~80滴/分灌入患者膀胱200~300ml液体;▲
关闭"Y"型管主管,打开集尿袋引流管,使所有液体引流出体外;▲
按需要重复以上冲洗膀胱步骤。

```
冲洗后处理
```

冲洗完毕,取下冲洗瓶,消毒导尿管接头与集尿袋接头,
并将两者重新连接;清洁外阴,协助患者取舒适卧位;
整理床单位。

```
处理用物、
洗手、护理记录
```

注:"▲"为质量评估关键点。

【综合评价】

1. 操作要求:无菌概念强,动作节力、熟练、轻稳、正确。

2. 与患者互动良好,具备整体护理能力。

【任务回放】

要求学生按以上操作步骤完成本任务。

模块相关理论点

(一)膀胱冲洗溶液的准备

常用的膀胱冲洗溶液有:0.9%生理盐水、0.02%的呋喃西林溶液、0.1%的新霉素溶液及3%硼酸溶液。溶液的温度为38~40℃。前列腺肥大摘除术后的患者以4℃左右的生理盐水灌洗为宜。

(二)膀胱冲洗的注意事项

1. 严格遵守无菌操作。

2. 冲洗时应防止用力回抽,以免损伤黏膜。若引流出的液体量少于灌入的量,可能为血块或脓液堵塞管道,可增加冲洗次数或更换导尿管。

3. 操作时嘱患者放松做深呼吸,减少不适。若出现腹痛、腹胀、膀胱剧烈收缩等情况应暂停冲洗。

4. 若膀胱冲洗后患者血压下降,应立即通知医生,并及时准确记录冲洗液的量及性状。

 拓展与思考

1. 关于膀胱冲洗的护理,下列不正确的是 （　　）

A. 冲洗液常用0.02%呋喃西林或0.9%氯化钠溶液

B. 冲洗瓶距患者骨盆60cm

C. 观察引出液的颜色

D. 膀胱出血时可在冲洗液中加止血药

E. 冲入液量少于引出液量时应立即停止冲洗

2. 以下哪项不是膀胱冲洗的目的　　　　　　　　　　　　　　（　　）

    A. 治疗某些膀胱疾病

    B. 清除膀胱内血块、细菌等，预防感染

    C. 前列腺及膀胱术后预防血块形成

    D. 使尿液引流通畅

    E. 为尿失禁患者行膀胱功能训练

3. 膀胱冲洗前为什么要排空膀胱内尿液？

（朱晓玲）

模块四　肛管排气

教学目标

认知目标

能陈述肛管排气的目的及操作注意事项。

情感目标

在护理工作中始终保护患者隐私，保持耐心、和蔼的态度。

动作技能目标

能熟练完成膀胱冲洗操作，做到动作轻巧。

MO NI BING LI LIAN XI

模拟病例练习

任务　肛管排气

【案例展示】

患者倪静，女，18岁，因"右下腹疼痛，体检示压痛，反跳痛阳性"拟"急性阑尾炎"收住入院。阑尾切除术后一天，患者神志清、精神软、呼吸平稳、创口无渗血，主诉腹胀、腹痛，肛门未排气。体检腹部膨隆，叩诊鼓音。

请为患者行肛管排气。

【任务目的】

排出患者肠道内积气，减轻腹胀。

【任务要求】

1. 操作熟练，动作轻柔。

2. 操作中保护患者隐私，并注意与患者沟通。

【操作流程】

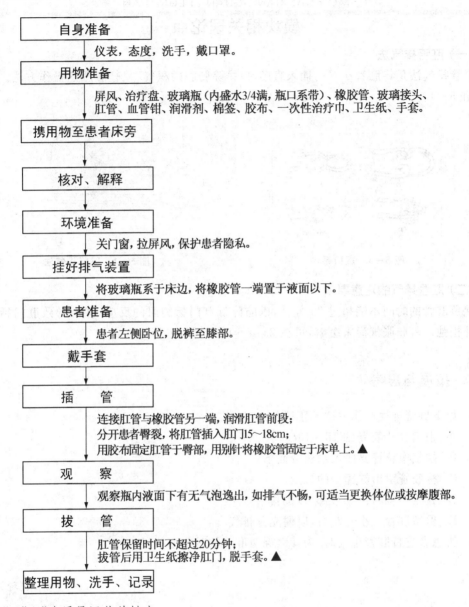

注："▲"为质量评估关键点。

【综合评价】

1. 操作要求：动作节力、熟练、轻稳、正确。

2. 与患者互动良好,具备整体护理能力。

【任务回放】

要求学生按以上操作步骤完成本任务。

模块相关理论点

（一）肛管排气法

肛管排气法是将肛管从肛门插入直肠，以排除肠腔内积气、减轻腹胀的操作方法。见图 5-3 和 5-4。

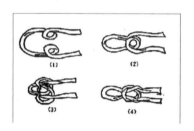

图 5-3　瓶口系带

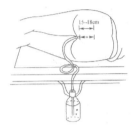

图 5-4　肛管排气法

（二）肛管排气的注意事项

保留肛管的时间不能超过 20 分钟，以防降低肛门括约肌的反应，甚至导致肛门括约肌永久性松弛。若肠胀气尚未缓解，可在 2~3 小时后再行肛管排气。

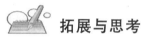 **拓展与思考**

1. 以下肛管排气操作方法不正确的是　　　　　　　　　　　　　　　（　　）

　　A. 肛管插入直肠约 15~18cm

　　B. 排气橡胶管要插入水瓶液面下

　　C. 橡胶管留出够翻身的长度

　　D. 排气不畅时按摩腹部，以助排气

　　E. 保留肛管 1 小时左右，以便充分排气

2. 为患者进行肛管排气时，为什么保留肛管的时间不能过长？

（朱晓玲）

项目六　营养护理技术

模块　鼻　饲

MO NI BING LI LIAN XI
模拟病例练习

任务一　为患者鼻饲供给营养

【案例展示】

患者张光良,男,71 岁。因"无明显诱因昏迷 2 小时"入院。体检:体温 38.8℃,脉搏 121 次/分,呼吸 38 次/分,血压 151/87mmHg。现昏迷,双侧瞳孔等大等圆,直径约 4.0mm,对光反射迟钝。CT 检查示:左侧脑出血。门诊以"脑出血"收住神经内科。

现医嘱予鼻饲流质饮食,请为其实施鼻饲。

【任务目的】

将食物或药物灌入患者胃内,以满足营养和治疗的需要。

【任务要求】

1．能达到教学目标中之认知目标要求。

2．在护理工作中始终保持爱伤观念。

3．能正确完成鼻饲操作,并熟练操作验证胃管是否在胃内的方法。

4．能灵活应对插管中出现的异常情况。

【操作流程】

自身准备

仪表，态度，洗手，戴口罩。

用物准备

治疗盘、治疗巾、50ml注射器、大小弯盘（内放胃管、纱布、压舌板）、石蜡油、手套、棉签、胶布、橡皮圈、别针、听诊器、手电筒、温开水及鼻饲液（38～40℃）。

携用物至患者床旁

核对、解释

插管前准备

患者：取下义齿，据病情取合适卧位，颌下铺巾，弯盘置便于取用处，清洁鼻腔；
护士：戴手套；
用物：检查胃管通畅性，润滑前端，测量长度。▲

插　　管▲

昏迷患者协助去枕、头后仰，插入15cm时将患者头部托起，使下颌靠近胸骨柄；
若为清醒患者，插管至15cm左右嘱其做吞咽动作，快速插管预定长度。

确定胃管是否在胃内▲

三种验证方法：抽液法、注气法、溢气法。

鼻　　饲▲

注少量温开水，缓慢注入鼻饲液，观察患者反应，鼻饲毕用少量温开水冲管。

封闭管口，固定

整　　理

脱手套，撤用物，清洁面部；
整理床单位，维持原卧位20～30分钟；▲
整理用物。

洗手记录

期间如上按时鼻饲，若病情好转遵医嘱拔胃管。

自身准备

仪表,态度,洗手，戴口罩。

用物准备

治疗盘、治疗巾、50ml注射器、治疗碗（温开水）、无菌罐（38～40℃鼻饲液）、大小弯盘（内放纱布）、听诊器、手套、松节油、棉签。

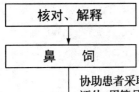

核对、解释

鼻　　饲

协助患者采取合适体位,铺巾置盘;
评估:胃管是否在胃内,有无胃潴留;▲
鼻饲:注少量温开水,缓慢注入鼻饲液,少量温开水冲管;▲
封闭管口。

拔　　管

揭去胶布;戴手套,反折胃管末端拔出(嘱患者深呼吸,呼气时拔管,
至咽喉部快速拔出);▲
脱手套,清洁患者口鼻部,擦去胶布痕迹。

整　　理

整理床单位,维持原卧位20~30分钟;▲
整理用物。

洗手,记录

注:"▲"为质量评估关键点。

【综合评价】

1. 操作要求:动作节力、熟练、轻稳、正确。

2. 互动较好,具备一定的整体护理能力。

3. 相关知识熟悉。

4. 时间要求:20 分钟。

【任务回放】

请为某清醒、口腔术后患者进行鼻饲。

任务二　用营养输注泵为患者提供营养支持

【案例展示】

患者李芳,女,68 岁。因"车祸致昏迷 1 小时"就诊。体检:体温 37℃,脉搏 96 次/分,呼吸 28 次/分,血压 146/83mmHg。呈昏迷状态,头皮有多处挫伤痕。CT 提示"左颞部硬膜外血肿",立即行颅内血肿清除术,术后送 ICU 进一步治疗。术后 2 天患者仍处于昏迷状态。

为保证患者营养素的摄入,请使用营养输注泵对其实施营养支持。

【任务目的】

通过营养输注泵将食物或药物持续泵入患者胃内,以满足营养和治疗的需要。

【任务要求】

1. 能达到教学目标中之认知目标要求。

2. 在护理工作中始终保持爱伤观念。

3. 能正确完成肠内营养输注泵连接和开关操作。

4. 能妥善处理鼻饲管管口。

【操作流程】

```
┌─────────────────┐
│    自身准备      │
└─────────────────┘
        │  仪表,态度，洗手，戴口罩。
┌─────────────────┐
│    用物准备      │
└─────────────────┘
        │  备齐用物:治疗盘、营养输注泵、营养液、输注器、开瓶器、网套、
        │  输液架、50ml注射器、治疗碗（内盛温开水）、棉签、听诊器;
        │  套网套:去除营养液瓶盖，消毒瓶颈;
        │  将输注器的瓶盖套在营养液瓶颈上（或将输注器插入瓶塞），关闭流
        │  量调节器。
┌─────────────────┐
│  携用物至患者床旁 │
└─────────────────┘
        │
┌─────────────────┐
│    核对、解释     │
└─────────────────┘
        │
┌─────────────────┐
│     戴手套       │
└─────────────────┘
        │
┌─────────────────┐
│     评  估       │
└─────────────────┘
        │  判断鼻饲管是否在胃（肠）内:看刻度、回抽胃（肠）液、听气过水声;
        │  胃内有无液体潴留;
        │  有无腹胀、腹泻、恶心、呕吐症状。
┌─────────────────┐
│    滴注前准备     │
└─────────────────┘
        │  营养输注泵固定于输液架上;
        │  将营养液充分摇匀，倒挂于输液架上，输注器排气; ▲
        │  将输注器固定于营养泵槽内; ▲
        │  协助患者取合适卧位:胃内滴注者根据病情取半卧位或抬高床头30°～35°; ▲
        │  用少量温开水冲洗鼻饲管; ▲
        │  消毒鼻饲管管口，连接输注器与鼻饲管。
┌─────────────────┐
│     滴  注       │
└─────────────────┘
        │  按键调节滴注速度，打开调节器，按"开始"键开始滴注。▲
┌─────────────────┐
│   滴注完毕后处理   │
└─────────────────┘
        │  用少量温开水冲洗鼻饲管; ▲
        │  妥善处理鼻饲管管口; ▲
        │  交代注意事项:胃滴注者维持原卧位30～60分钟。▲
┌─────────────────┐
│     整  理       │
└─────────────────┘
        │  整理床单位和用物。
┌─────────────────┐
│    洗手，记录     │
└─────────────────┘
```

注:"▲"为质量评估关键点。

【综合评价】

1. 操作要求:动作节力、熟练、轻稳、正确。

2. 互动较好,具备一定的整体护理能力。

3. 熟悉相关知识和注意事项。

4. 时间要求：5 分钟。

【任务回放】

请按以上操作步骤为某患者进行营养输注泵胃内滴注营养液操作。

模块相关理论点

(一)鼻饲的适应证

不能自主进食者(如昏迷患者)、不能经口进食者(如口腔疾患及口腔手术后患者、不能张口的患者、吞咽和咀嚼困难的患者)、拒绝进食的患者(如精神疾患患者)、早产儿和病情危重的患者。

(二)插胃管的注意事项

1. 插管前应与患者和家属进行有效沟通,如向其解释该操作的目的和安全性,缓解患者的心理压力,积极配合插管。

2. 插管前需测量胃管长度,测量方法有两种:① 前额发际至胸骨剑突;② 鼻尖经耳垂至胸骨剑突处。

3. 插管动作应轻稳,特别是在通过食管三个狭窄处时,以免损伤食道黏膜。

4. 为神志清楚的患者插管时,最好采取半坐卧位或坐位,无法坐起者取右侧卧位;插入 15cm 时嘱患者配合做吞咽动作,顺势将胃管向前推进。

5. 对舌后坠的患者,插胃管时须使用舌钳,以保证插管顺利。

6. 对反复重插胃管的患者,不要强行再插,应间隔 4 小时后重插,防止因反复插管导致喉头水肿、通道变窄,更增加插管难度。

7. 插管中异常情况的处理:如遇患者出现剧烈恶心、呕吐,应暂停插入,嘱患者深呼吸;如患者出现剧烈咳嗽、呼吸困难、发绀等表现,提示胃管误入气管,应立即拔出,待患者休息后重插;如果插入遇阻力时,应观察胃管是否盘曲在口咽部,或后退胃管少许,再缓慢插入。

8. 插入胃管至预定长度后,需验证胃管是否在胃内。通常用三种方法来证明:

(1)抽液法:连接注射器于胃管末端回抽出胃液。

(2)注气法:快速向胃内注入 10ml 空气,听诊胃部,有气过水声。

(3)溢气法:将胃管末端浸入盛水的治疗碗中,无气泡逸出。

(三)鼻饲期间护理要求

1. 一般护理

(1)每次鼻饲前应评估下列内容:① 确认胃管在胃内方可鼻饲,可通过看胃管外露部分的刻度、回抽胃液、听气过水声等方法来判断;② 了解胃排空情况,若抽吸胃内残余液体量＞100ml,提示有胃潴留,应告知医生查找原因,遵医嘱采取延长鼻饲间隔时间、行胃负压引流或使用胃动力药等方法;③ 评估患者有无腹胀、腹泻、恶心、呕吐等症状,如有以上情况,应暂停鼻饲并联系医生。

(2)每次鼻饲量不超过 200ml,间隔时间不少于 2 小时,温度 38～40℃。避免灌入速度过快,避免鼻饲液过冷或过热。鼻饲过程中,避免灌入空气,以免造成腹胀。

（3）为防止管道堵塞,应在鼻饲前后用 20～30ml 温开水冲管。在使用肠内营养输注泵进行持续输注期间,每隔 4 小时常规用温开水冲管,输注管 24 小时更换 1 次。

（3）需经胃管使用药物时,应将药片研碎,溶解后再灌入。若灌入新鲜果汁,应与奶液分别灌入,以防产生凝块。

（4）每次鼻饲完应确保胃管妥善固定,在胃管外露部分做好标记,每次鼻饲前检查胃管位置,并进行班班交接。

（5）长期鼻饲者,应每天进行 2～3 次口腔护理,同时观察口腔黏膜状态,根据病期需要选择合适的漱口液。置管鼻腔每日滴液体石蜡,以减轻胃管与鼻黏膜的摩擦,防止其干燥溃烂。

（6）鼻饲用物应严格清洗消毒,每日更换用物 1 次;鼻饲饮食应当日配制并在 4℃冰箱内存放,限 24 小时内用完。未开启的营养制剂室温下保存。

（7）长期鼻饲者,要定期更换胃管。普通胃管每周更换 1 次,硅胶胃管每月更换 1 次,聚氨酯胃管留置时间可长达 2 个月。更换胃管时,应于晚上最后一次喂食后拔出,次晨再由另一鼻孔插入。

2. 常见并发症护理

（1）腹泻:是鼻饲最常见的并发症,通常发生于鼻饲开始及使用高渗性饮食,或因大量使用广谱抗生素引起肠道菌群失调所致。如果患者出现大便次数增多、不成形或水样便,要减慢鼻饲的速度,适当减少鼻饲量,严重腹泻无法控制时可暂停喂食。注意保持肛周皮肤的清洁、干燥。对于高渗性饮食所致腹泻,可采用逐步适应的方法,配合抗痉挛和收敛药物可控制腹泻。因大量使用广谱抗生素使肠道菌群失调并发肠道霉菌感染而引起腹泻者,除停用有关的抗生素外,可应用制霉菌素、酮康唑和克霉唑等。

（2）恶心、呕吐:常因鼻饲的速度过快或过量使胃容量急剧增加而引起。每次鼻饲前先抽吸胃内容物,以了解胃是否已排空。鼻饲时速度宜缓慢,每次鼻饲在 20～30 分钟内完成。鼻饲量视患者耐受能力以逐次递增的方法输入,一般初始量每日约 1000ml,逐步过渡到常量 2000～2500ml,分 6～8 次平均输注。鼻饲后应观察数分钟,若无呕吐方可离开。最好的方法是采用输注泵 24 小时匀速输入。

（3）食物返流与误吸:常因胃内食物潴留引起。误吸是较严重的鼻饲并发症之一,好发于年老体弱或昏迷患者。为了预防返流和误吸,可采取以下措施:卧床患者鼻饲时应抬高头 30°～45°,病情允许者可采用半卧位。鼻饲时首先确定胃管在胃内以及胃内无潴留方可喂食。鼻饲的速度不宜过快,一次量不宜过多。延长胃管插入长度,即传统插管长度再加胃管最远端侧孔距尖端的长度,使胃管前端到达幽门处,可减少胃内食物返流。鼻饲后维持原卧位 20～30 分钟,禁止翻身和吸痰等操作。当患者出现呛咳、呼吸困难时,应立即停止鼻饲,取右侧卧位,吸出气道内吸入物,并抽吸胃内容物,防止进一步返流。

（4）便秘:鼻饲者常为长期卧床患者,加上鼻饲物质比较精细,因此常会发生便秘。可通过腹部按摩、增加食物纤维素含量、使用缓泻药等方法,防止和减少该并发症的发生。

临床知识链接

(一)管饲饮食的途径与方式

1. 鼻胃(肠)管

包括从鼻腔进入小肠内的鼻—十二指肠管和从鼻进入空肠的鼻—空肠管。对于需要短期(小于等于6～8周)管饲喂养者首选此方法。

2. 胃(空肠)造瘘管

胃造瘘管饲法指通过胃造口术将喂养管道从腹壁直接置入胃内行管饲饮食,可用于需长期喂养(大于6～8周)的患者,并且比鼻胃管更美观。

空肠造瘘管饲法指通过空肠造口术将喂养管道从腹壁直接置入空肠内行管饲饮食,适用于胃功能障碍者和胃内管饲有误吸危险者。

(二)鼻饲导管相关产品介绍

1. 硅胶鼻胃(肠)管(接头带盖)

该导管具有良好的柔韧性和弹性,可降低患者在留置时的痛苦。管壁上有清晰、精确的数值刻度,有利于掌握插管长度。管体透明,可方便直观地观察到内部液体流动的状况。接头处带盖设计,可减少异物及细菌进入管体,见图6-1。

2. 聚氨酯鼻胃(肠)管(带导丝)

该产品具有软、细的优点,内有金属导丝导引,插管刺激性小且成功率高;具有X线透视显影,能准确定位导管位置;管口接头处带盖,可减少细菌污染的机会;耐腐蚀性更强,留置时间较硅胶管更长,在临床有较好的应用前景,见图6-2。

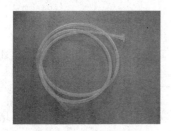

图6-1 硅胶鼻胃管

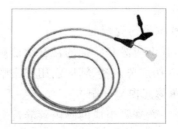

图6-2 聚氨酯鼻胃管(带导丝)

3. 螺旋形鼻肠管

该产品适合于短期十二指肠、空肠喂养的首选。适用于肠道功能基本正常而胃功能受损或误吸风险增高的患者。螺旋形设计的作用是插管时不需内镜引导而是借助胃动力自发通过幽门进入小肠,并起锚定作用,减少管道易位。

4. 一次性使用胃管包

该产品内有一次性胃管、注射器、治疗巾、外科手套、镊子、石蜡棉球、托盘。能有效提高工作效率,杜绝交叉感染。

(三)肠内营养制剂介绍

1. 匀浆制剂

匀浆饮食是根据病情随时修改营养素的糊状浓流体饮食,可经鼻饲、胃或空肠置管滴入,或以灌注的方式给予的经肠营养剂。包括商品制剂和自制制剂。前者如立适康(匀浆膳)。

2. 大分子聚合物肠内营养配方

以全蛋白质、脂肪和糖等大分子为主要成分的营养制剂。适合于有完整胃或胃肠功能基本正常但不能正常进食的患者。如能全力、能全素、安素、瑞素、瑞高、立适康(普通型)等。

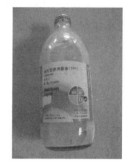

图 6-3 能全力

(1)整蛋白纤维型肠内营养混悬液(TPF)(商品名:能全力):该产品是肠内营养治疗首选、标准制剂。营养成分全面均衡,适合绝大部分患者使用。含有六种膳食纤维组合,全面解决肠道问题:保护肠黏膜屏障;改善肠道内环境;延缓糖吸收,减少血糖波动;促进胃肠道动力,减轻腹胀;降低腹泻和便秘发生。可经管饲(推荐用营养泵泵入,也可注射器注入)或口服。营养泵泵入时,滴速和剂量应根据患者情况和医生医嘱而定,见图 6-3。

(2)整蛋白型肠内营养剂(商品名:能全素):该产品为粉剂,营养全面均衡,吸收利用高效,可显著改善营养指标,调节机体免疫功能。主要适用于厌食、机械性胃肠道功能紊乱、危重疾病、营养不良患者的手术前喂养、净化胃肠道。配置方法:在容器内注入 700ml 预先煮沸过的水,加入能全素 1 听,搅拌溶解,再加入沸水至 2000ml,调匀即可。可经管饲或直接饮用。配制好的溶液应置于冰箱冷藏室内(不能超过 24 小时),使用时将溶液加温,但不能煮沸。

3. 预消化肠内营养配方

含有 1 种或 1 种以上的部分消化的大分子营养素。适用于胃肠道消化功能不全的患者,如吸收不良综合征、肠瘘、小肠切除术后、胰腺炎、肠黏膜萎缩等。主要产品如百普素、百普力、立适康(短肽型)。

4. 特殊肠内营养配方

是为代谢应激和特殊的器官功能障碍而设计的。如肝功衰竭用要素膳、肾功能衰竭用要素膳、创伤用要素膳、糖尿病用要素膳等。

5. 单体肠内营养配方

由单一营养素组成的肠内营养配方称为单体肠内营养配方。临床上,常用以增加某一营养素的含量或对肠内营养配方进行个体化设计。包括蛋白质配方(如立适康乳清蛋白粉)、脂肪配方、糖类配方(如麦芽糊精)、维生素及矿物质配方等。

(四)鼻饲管固定的改进

在临床实际工作中,护理人员发现传统将鼻饲管用胶布固定于鼻翼和脸颊的方法存在以下缺陷:

1. 常因患者打喷嚏、剧烈咳嗽等起不到良好的固定效果,或因意识不清者自行拔除而导致留置失败。

2. 每次鼻饲时,为将鼻饲管末端抬高,贴在面颊部的胶布需反复取下,鼻饲完毕后重新粘贴。如此频繁更换胶布,不仅造成浪费,还增加了护士工作量。

3. 由于鼻饲管一般需长期留置,而有些患者由于胶布过敏而导致皮肤发红甚至破溃,增加了患者的痛苦。

4. 面部多处用胶布固定,也影响患者面部形象。因此,现有一些针对鼻饲管固定方法的改良方法,如先用胶布将胃管近鼻孔处缠绕 1 周,然后用绷带在胶布处交叉打结后再经耳后于下颌处打结固定;或直接用系带打一个活结套在鼻饲管近鼻翼前,系带绕枕后打结固定。该方法解决了上述问题,减轻了患者痛苦,而且用胶布缠绕 1 周可以准确记录鼻饲管的长度,方便护士观察病情。

(五)肠内营养输注泵

众多临床实践和试验证明,采用肠内营养输注泵持续泵入的方法取代传统的推注鼻饲法对患者进行肠内营养,不仅减少了腹胀、腹泻的发生,促进了营养素吸收,还明显降低了返流、误吸等并发症的发生率,并能更有效地控制血糖,从而提高了肠内营养治疗的效果,缩短了病程。对危重症患者(如短肠综合征、部分肠梗阻、肠瘘、急性胰腺炎等)、重大手术后患者、血糖波动较大的患者、行家庭肠内营养支持的患者均可推荐使用营养泵。

营养输注泵是通过微电脑控制,将定压型泵与特制的输注器及鼻饲导管配套使用,向肠内、胃内输送营养液及各种液体。其优点是模仿胃的蠕动节律,持续、匀速的向肠内或胃内输送营养液。以下是临床主要使用的几款营养输注泵,见图 6-4、6-5 和 6-6。

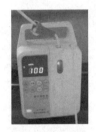　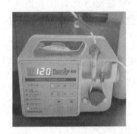　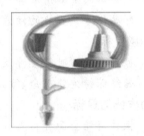

图 6-4　肠内营养泵 1　　　图 6-5　肠内营养泵 2　　　图 6-6　肠内营养输注器

输注时容量由少到多,浓度由稀到浓,速度由慢到快。如果室温较低时,在输注管近鼻饲管端处放置输液加温器对营养液加温,控制温度在 38～40℃。操作方法详见本模块任务二。

 拓展与思考

1. 护士甲为一位昏迷患者插胃管,当插入至预定长度后,她用抽胃液的方法来判断插管是否成功,但是没有抽到胃液。据此结果能否断定胃管没有在胃内? 若不能,请分析原因。

2. 护士乙为一位昏迷患者插胃管,当插入至预定长度后,她选择了抽胃液的方法来判断插管是否成功,最后抽吸到少量液体。据此结果能否判断胃管肯定在胃内? 若不能,请分析原因并思考可结合哪些方法来证明。

3. 护士丙为一位颌面部良性肿瘤手术后的患者插胃管,当插入至预定长度后,她将胃管末端放入水中,结果观察到少量气泡冒出,她认为胃管肯定是误插入气管了,就快速拔出来重插。你同意她的做法吗? 若不同意,你认为该如何处理?

(许虹波,陈军)

项目七　其他护理技术

模块一　冷热疗法

教学目标

认知目标
1. 能说出冷热疗法的适应证和禁忌证。
2. 能针对患者病情及部位正确选用冷热疗法。
3. 能熟记冷热疗法的注意事项,避免烫伤或冻伤的发生。

情感目标
1. 操作中能随时观察疗效,并耐心倾听患者主诉。
2. 始终保持爱伤观念,防止烫伤或冻伤的发生。

动作技能目标
1. 操作前能全面评估患者有无冷热疗的禁忌证。
2. 能在正确部位实施冷热疗法,患者感觉舒适。
3. 能正确控制冷热疗的温度和时间,并能及时评估冷热疗的效果。

MO NI BING LI LIAN XI

模拟病例练习

任务一　使用冰袋

【案例展示】

患者王力波,男,55岁,1天前淋雨后出现畏寒、高热症状,拟"右下大叶性肺炎"收住入院。体检:急性重病面容,体温 39.3℃,脉搏 90 次/分,呼吸 22 次/分,血压 120/75mmHg,咽部充血,右下肺可闻及少许水泡音。医嘱予青霉素 80 万单位肌内注射、物理降温。

请为该患者使用冰袋局部降温。

【任务目的】

降低体温、减轻出血、减轻肿胀和疼痛、控制炎症扩散。

【任务要求】

1. 冰袋准备方法正确。

2. 冰袋放置位置正确。

3. 用冷时间准确,并能正确评估与记录用冷效果。

【操作流程】

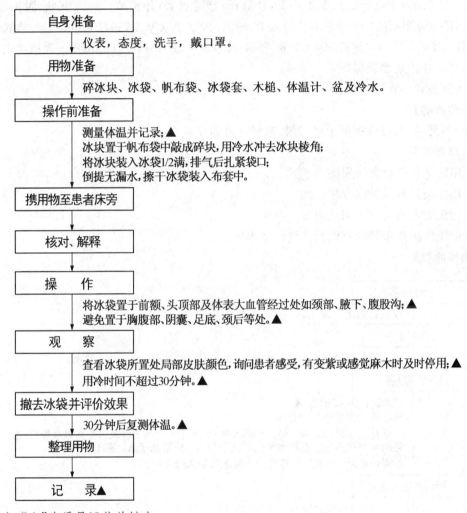

注:"▲"为质量评估关键点。

【综合评价】

1. 操作要求:动作熟练、轻稳,过程正确。

2. 与患者沟通用语恰当,态度自然。

3. 时间要求:10分钟。

【任务回放】

要求学生按以上操作步骤为一高热患者使用冰袋进行物理降温。

<h1 style="text-align:center">任务二　使用热水袋</h1>

【案例展示】

患者郭铁,男,67 岁,因咳痰、气短 2 个月,腹胀 1 个月 拟"双侧胸腔少量积液"急诊收住入院。入院时患者干咳、气短,端坐呼吸,伴盗汗;渐觉腹胀,伴反酸、恶心、呕吐、腹泻、双下肢轻度凹陷性水肿,近 2 个月患者体重增加 6kg。医嘱予呋塞米(速尿)20mg iv、给氧等处理。体检:体温 37.4℃,脉搏 104 次/分,呼吸 24 次/分,血压 128/68mmHg。现患者主诉手足发冷,要求使用热水袋保暖。

请为该患者放置热水袋。

【任务目的】

保暖与舒适、促进炎症消散或局限、减轻充血和疼痛。

【任务要求】

1. 用物准备符合操作需要。

2. 热水袋放置位置和方法正确。

3. 能正确评估与记录用热效果。

4. 能说出用热水袋的目的及使用注意事项。

【操作流程】

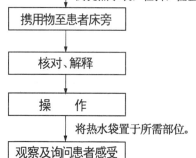

| 自身准备 | 仪表,态度,洗手。 |

用物准备：热水袋及布套(检查有无破损)、水温计、热水罐、干毛巾、热水。

操作前准备：
调水温:60~70℃;▲
热水袋去塞后平放于台面上;
一手持热水袋口边缘,另一手灌入热水至1/2~2/3满,边灌边提高热水袋口;▲
逐渐放平热水袋,见热水平面稍低于袋口,拧紧塞子▲,擦干袋外水渍;
倒提热水袋,轻抖,检查袋口无漏水后装入布套中。

携用物至患者床旁

核对、解释

操作：将热水袋置于所需部位。

观察及询问患者感受：
局部皮肤潮红或患者感觉到过烫时,降低水温后再使用或袋外加裹厚布套;▲
注意温度变化,及时更换热水(如为局部热疗,用热时间不超过30分钟)。▲

```
┌─────────────┐
│   整理用物   │
└──────┬──────┘
       │  倒空热水袋，倒挂晾干，吹入少量空气旋紧塞子，防止两层橡胶粘连；▲
       │  清洁布套，洗净晾干备用。
┌──────┴──────┐
│  记    录    │
└─────────────┘
```

注："▲"为质量评估关键点。

【综合评价】

1. 操作要求：动作节力、熟练，操作过程安全。

2. 能关心患者用热疗的感受，互动较好。

3. 时间要求：5 分钟。

【任务回放】

用热水袋按以上操作步骤完成热疗。

任务三　为高热患者酒精(或温水)擦浴

【案例展示】

患者何立忠，男，36 岁，因肺部感染出现反复发热，体温高达 39.5℃，医嘱予抗生素治疗、酒精擦浴降温。

请执行酒精擦浴降温医嘱。

【任务目的】

降低体温。

【任务要求】

1. 用物准备正确。

2. 操作过程正确、安全，并注意保护患者的隐私。

3. 擦浴时间准确，并能正确评估与记录效果。

【操作流程】

```
┌─────────────┐
│   自身准备   │
└──────┬──────┘
       │  仪表，态度，洗手，戴口罩。
┌──────┴──────┐
│   用物准备   │
└──────┬──────┘
       │  治疗碗，25%~35%酒精200~300ml（32～34℃）、小毛巾
       │  2条、大浴巾1条、热水袋及冰袋、酌情备衣物、大单、屏风、便器。
┌──────┴──────┐
│ 携用物至患者床旁 │
└──────┬──────┘
       │
┌──────┴──────┐
│   核对、解释   │
└──────┬──────┘
       │
┌──────┴──────┐
│  环境、患者准备 │
└──────┬──────┘
       │  关闭门窗、用屏风遮挡患者；
       │  询问、协助患者大小便；
       │  将冰袋置于头部，热水袋置于足底。
       ↓
```

```
┌─────────────────┐
│   擦浴方法        │
└─────────────────┘
        暴露擦拭部位,下垫浴巾;
        小毛巾用酒精浸湿拧干缠成手套式;
        以离心方向边擦边按摩,擦毕用浴巾擦干;▲
        腋下、掌心、腹股沟、腘窝等部位延长擦拭时间;禁忌擦拭后颈、前胸、腹部、足心;▲
        擦拭全过程不超过20分钟。▲

┌─────────────────┐
│   擦拭顺序        │
└─────────────────┘
    上肢:(1) 侧颈→肩→上臂外侧→前臂外侧→手背;
          (2) 侧胸→腋窝→上臂内侧→肘窝→前臂内侧→手心;
          (3) 同法擦对侧上肢,每侧擦拭约3分钟;
    背部: 助患者侧卧,自颈下肩部→背部→臀部;
    下肢:(1) 髋部→下肢外侧→足背;
          (2) 腹股沟→下肢内侧→内踝;
          (3) 臀下沟→下肢后侧→腘窝→足跟;
          (4) 同法擦对侧下肢,每侧擦拭约3分钟。

┌─────────────────┐
│   擦浴中观察      │
└─────────────────┘
        观察患者皮肤有无发红、苍白、出血点及患者感觉是否异常。▲

┌─────────────────┐
│   擦浴毕          │
└─────────────────┘
        移去热水袋,整理床单位,必要时更换衣物,协助患者取舒适体位。

┌─────────────────┐
│   整理用物        │
└─────────────────┘
        洗手、记录擦浴时间及患者反应。

┌─────────────────┐
│  评价效果并记录   │
└─────────────────┘
        30分钟后复测体温并记录于体温单上。▲

┌─────────────────┐
│ 体温降至39℃      │
│ 以下,撤去冰袋    │
└─────────────────┘
```

注:"▲"为质量评估关键点。

【综合评价】

1. 操作要求:动作熟练、过程流畅。

2. 与患者沟通用语恰当,态度自然,耐心倾听患者主诉并作出反应。

3. 时间要求:13分钟。

【任务回放】

请为另一高热患者运用酒精擦浴法进行物理降温。

模块相关理论点

冷热疗法是在人体局部或全身施加冷或热的刺激,使皮肤和内脏器官的血管收缩或扩张,改变人体局部或全身血液循环和新陈代谢状况,达到治疗目的的一种方法。

(一)冷热疗法的目的

1. 冷疗法

(1) 减轻局部出血。冷可使局部血管收缩,血流减慢,血液的黏稠度增加,有利于血液凝固而控制出血。适用于局部软组织损伤初期、扁桃体摘除术后、鼻出血等。

（2）减轻组织的肿胀和疼痛。冷可抑制细胞的活动,减慢神经冲动的传导,降低神经末梢的敏感性而减轻疼痛;同时冷使血管收缩,血管壁的通透性降低,渗出减少,减轻由于组织肿胀压迫神经末梢引起的疼痛。适用于急性损伤初期、烫伤、牙痛等。头部用冷疗,可降低脑细胞的代谢,提高脑组织对缺氧的耐受性,减少脑细胞损害。

（3）控制炎症扩散。冷使局部血流减少,降低细胞的新陈代谢和细菌的活力,限制炎症的扩散。适用于炎症早期。

（4）降低体温。冷直接与皮肤接触,通过传导与蒸发的物理作用,使体温降低。头部使用冰帽可降低头部温度,防治脑水肿。适用于高热、中暑等患者。

2. 热疗法

（1）促进炎症的消散和局限。热疗使局部血管扩张,血液循环速度加快,促进组织中毒素的排出;而且用热使局部血液量增多,白细胞数量增加,吞噬能力增强和新陈代谢加快。因此,炎症早期用热,可促进炎性渗出物的吸收与消散;炎症后期用热,可促进白细胞释放蛋白溶解酶,使炎症局限。

（2）减轻疼痛。热疗可降低痛觉神经兴奋性,又可改善血液循环,加速致病物质和炎性渗出物吸收,解除对神经末梢的刺激和压迫,因而减轻疼痛。同时热疗可使肌肉松弛,增强结缔组织伸展性,增加关节的活动范围,减轻因肌肉痉挛、僵硬、关节强直所致的疼痛。

（3）减轻深部组织的充血。热疗使皮肤血管扩张,使平时大量呈闭锁状态的动静脉吻合支开放,皮肤血流量增多,由于全身循环血量的重新分布,减轻深部组织的充血。如足部热疗可减轻头部充血,手部热疗可减轻肺部充血。

（4）保暖与舒适。热疗可使局部血管扩张,促进血液循环,将热带至全身,使体温升高,并使患者感到舒适。适用于年老体弱、早产儿、危重及末梢循环不良者。

（二）冷热疗法的禁忌证

1. 冷疗禁忌证

（1）血液循环障碍者。

（2）慢性炎症或深部有化脓病灶处。

（3）对冷过敏、心脏病及体质虚弱者慎用。

（4）冷疗的禁忌部位:枕后、耳郭、阴囊处用冷易引起冻伤;心前区用冷易引起反射性心率减慢、心律不齐;腹部用冷易引起腹痛、腹泻;足底用冷可引起反射性的冠状动脉收缩。

2. 热疗禁忌证

（1）急腹症未明确诊断前。防止掩盖病情而贻误诊断或治疗。

（2）面部危险三角区。可导致细菌及毒素进入血液循环,促进炎症扩散,造成颅内感染或败血症。

（3）软组织损伤48小时内。使局部血管扩张,通透性增加,加重皮下出血和肿胀,从而加重疼痛。

（4）各种脏器出血。易加重出血倾向。

（5）急性炎症如牙龈炎、中耳炎、结膜炎。局部温度升高,有利于细菌繁殖和分泌物增多而加重疾病。

（6）恶性病变部位、金属移植物处。

（7）感觉功能障碍者慎用。易造成烫伤。

(三)冷热法疗效的影响因素

1. 方法

冷热疗法均有湿法和干法,由于水的传导能力比空气强,同样温度下,湿法比干法的效果要强些。

2. 面积

应用效果与应用面积的大小成正比。

3. 时间

效果随应用时间的延长而增强,但时间过长,反而产生继发效应抵消治疗效果,或造成烫伤与冻伤,因此应用时应特别注意控制时间。

4. 温度差

注意体表与用冷用热之间的温度差,以及环境温差,适当调节温度,保证效果。

5. 部位

身体不同部位皮肤厚度不同,各部位的血液循环情况也存在差异,因此应注意观察皮肤的颜色、患者的感受。

6. 个体差异

年龄、身体状况、生活习惯、皮肤的敏感性等均存在差异,应特别注意老年人、婴幼儿、昏迷患者用冷热疗时的安全。

(四)冷热疗法种类

1. 冷疗法

表 7 - 1　冷疗法一览表

注意事项		方　法	目　的
局部用冷	冰袋、冰囊	降温,减轻疼痛,止血,局部消炎,阻止发炎化脓	装入冰袋1/2满或2/3满,无漏水。置皮薄且有大血管处,注意观察
	冰槽、冰帽	防治脑水肿,降低脑细胞代谢,提高脑细胞对氧的耐受性,减轻或制止脑细胞的损害	保护双耳和双眼
	冷湿敷	降温,止血,早期扭伤,挫伤消肿	冷水(18～25℃),每2～3分钟更换一次敷布,共敷15～20分钟
	化学制冷袋	代替冰袋降温	有漏液,嗅到氨味立即更换
全身用冷	温水擦浴	通过传导散热,用于高热患者降温	水温32～34℃,冰袋置于头部(表皮血管收缩防止头部充血),热水袋置于脚底(减轻头部充血)
	酒精擦浴	通过蒸发散热,用于高热患者降温	25％～35％的酒精200ml,温度30℃左右,散热效果强;注意禁擦部位

2. 热疗法

表 7 - 2　热疗法一览表

方　法		目　的	注意事项
干热	热水袋	保温,舒适,解痉,镇痛	一般水温 60～70℃,灌水 1/2～2/3 满;老年、小儿、昏迷、知觉麻痹、麻醉未醒者水温 50℃以内
	化学加热袋	两种物质发生反应而产热	温度可达 76℃,平均 56℃
	烤灯	消炎,解痉,镇痛,促进疮面愈合	时间 20～30 分钟,灯距一般为 30～50cm,保护眼睛、皮肤
	暖箱	为早产儿提供环境温度	注意各种型号的暖箱
湿热	热湿敷	消炎,消肿,减轻疼痛,促进血液循环	水温 50～60℃,每 3～5 分钟更换敷布一次,热敷时间 15～20 分钟,疗程 3～7 天,冬季防感冒
	无菌热湿敷	急性化脓性感染伤口	严格无菌操作
	热坐浴	清洁,消炎,减轻水肿、疼痛,适用于会阴、外生殖器疾患	温开水或 1:5000 高锰酸钾,温度 40～45℃,坐浴时间 15～20 分钟,室温 20～22℃。注意禁忌
	浸泡	消炎,镇痛,清洁,消毒疮口	药液或水温 40～45℃,时间 15～20 分钟;有疮面的按无菌技术操作

LIN CHUANG ZHI SHI LIAN JIE

临床知识链接

冷热疗相关产品介绍

1. 冰袋

新型冰袋由防水布料材质做成,触感柔软,可反复使用,与局部皮肤的接触性更好,使用与清洗均比橡皮冰袋更方便。

2. 一次性退热贴

退热贴主要由高分子水凝胶制成。凝胶中水分的蒸发带走人体热量,功效成分透皮吸收,能起到快速降温、止痛、宁神的功效,适用于各种原因引起的发热的物理降温;尤其多用于婴幼儿急性发热。该产品使用方便,揭开贴片表面透明薄膜,将凝胶面贴在目的部位即可,可使用 8 小时以上。

3. 冷热袋

可用微波炉中火加热 2 分钟或热水煮,可使其达到 55℃高温;用冰箱冷冻,可最低达到零下 4℃的低温,温度可保持大约 30 分钟。可循环使用。该产品为布料袋体,可用肥皂或清水洗涤。

4. 一次性冷（热）敷袋

用手握紧冷袋或热袋,轻轻挤压,将内袋挤破,使内袋中的液体与内袋外液体相遇,产生的化学反应使袋温迅速达到 - 4℃的低温(冷袋)或达到 54℃的高温(热袋),可保持该温度15～40分钟左右。

5. 神奇热袋

弯折袋内的金属片,激发袋内液体固化并释放热能,热袋可迅速达到 55℃的高温,使用后用热水煮数分钟,袋内固化物质吸收热能并恢复液体状态,可反复使用 100 次左右。

6. 冰帽背心

有管道连接至医用控温仪,控温仪可将水冷却至所需温度,流经冰帽背心内的管道,从而达到降温的作用。

7. 医用冰毯全身降温仪

冰毯全身降温仪是将水箱内蒸馏水冷却后通过主机与冰毯内的水进行循环交换,使毯面保持所需的低温状态,促进皮肤进行散热,从而达到降温目的。使用时在冰毯上覆盖中单,避免毯面与皮肤直接接触。患者需暴露背部,皮肤直接贴于中单上。冰毯机上连有肛温传感器,根据肛温变化自动切换制冷开关,以控制肛温在设定的范围,见图 7-1。

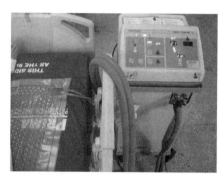

图 7-1　医用冰毯全身降温仪

8. 冰冻喷雾剂

常用有烷类冷冻喷雾剂。喷射式喷出的细流接触到皮肤后会迅速蒸发,同时带走皮肤上的热量。使用时应与皮肤垂直,距皮肤 30～40cm,喷射时间视病情而定,一般 5～10 秒,或皮肤上出现一层白霜即可。需要较长时间治疗时,可用间歇喷射法,即喷射 5 秒钟后停止20～30 秒再进行,但重复不宜超过 3 次。要观察局部皮肤情况,避免皮肤冻伤。冷疗作用比较表浅,通常在运动损伤时作为紧急临时处理的方式。

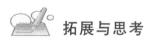 **拓展与思考**

1. 冷热疗法是简便易行的方法,在日常生活中很多情况下都可运用该方法来缓解症状。请问在家庭中如何就地取材来实现冷热疗呢?

2. 在生活中遇到鼻出血、牙齿痛、运动扭伤时该如何正确运用冷疗法?

（陈军,许虹波）

模块二 身体约束

教学目标

认知目标

1. 能说出使用约束带的适应证。

2. 能列举使用约束带不当的并发症和意外情况。

情感目标

1. 养成爱伤观念,保证患者使用约束带安全、舒适。

2. 在使用约束带之前取得患者或家属同意,说明其是短期的保护行为。

动作技能目标

能正确完成约束带操作,松紧合适,患者肢体处于功能位,约束效果好。

MO NI BING LI LIAN XI

模拟病例练习

任务 为易发生自伤的患者进行身体约束

【案例展示】

患者林红,女,45岁,自今年4月初始,无端猜疑丈夫有外遇,并经常尾随跟踪监视。怀疑丈夫要害死她,因而不敢吃饭、睡觉,并到邻居家安装窃听器,随时听到丈夫在辱骂她,时常对空指骂。11月下旬后,情绪消沉,曾用敌敌畏自杀未遂一次。今因在家对女儿莫名打骂,并用刀砍人而被强制送入我院精神科治疗,医嘱予抗焦虑药治疗。

请为该患者使用保护具防止自伤及伤害他人。

【任务目的】

对烦躁不安、高热、谵妄、昏迷及危重患者,为防止发生坠床、撞伤、抓伤等意外,必须及时、正确地应用保护具,以确保安全。

【任务要求】

1. 能正确应用约束带。

2. 能复述约束带应用的目的和注意事项。

3. 能正确完成约束带的操作,做到动作连贯协调、松紧合适、约束效果好。

4. 观察无出现呼吸困难、循环障碍、皮肤受损等。

【操作流程】

自身准备

↓ 仪表,态度,洗手,戴口罩。

用物准备

↓ 棉垫数块、约束带。

评　估

↓ 使用约束带的指征：意识改变或烦躁不安影响患者治疗的安全和有效性；患者有自我伤害的可能；医护操作时困难,为确保患者安全需要临时制动。▲

核对、解释

↓ 征得家属同意。

环境准备

↓ 照明,区域宽畅。

操　　作

↓ 约束肢体：棉垫包裹手腕或踝部,约束带适当固定,将约束带系于床缘上。▲
约束肩部：患者两侧腋窝衬棉垫,肩部套进袖筒,两袖筒上的细带子在胸前打结固定,将下面两条较宽的长带系于床头。

记　　录

↓ 记录约束时间、方式、部位、原因。

定时放松

【综合评价】

1. 操作要求：动作节力、熟练、轻稳、正确。

2. 与患者家属互动良好,具备一定的整体护理能力。

3. 时间要求：15 分钟。

【任务回放】

要求学生按以上操作步骤完成本任务。

MO KUAI XIANG GUAN LI LUN DIAN

模块相关理论点

(一) 概念

约束带是一种保护患者安全的装置,用于躁动有自伤或坠床危险的患者,治疗需要固定患者身体某一部位,限制其身体及肢体的活动。

(二) 种类

1. 宽绷带约束

用于固定手腕踝部：用棉垫包裹手腕和踝部→宽绷带打成双套结→将双套结套于手腕和踝部棉垫外→稍拉紧(以不脱出不影响血液循环为宜)→带子系于床缘上。

2. 肩部约束带

用于固定肩部,限制患者坐起:将肩部约束带袖筒套在患者两肩上→腋下衬棉垫→两细带在胸前打结→两头带系于床头(必要时枕头横立于床头)。

3. 膝部约束带

用于固定膝部,限制患者下肢活动:患者两膝上衬棉垫→膝部约束带横放于两膝上→宽带下两头带各固定一侧膝关节→宽带两端系于床缘上。

(三)使用约束带的注意事项

1. 严格掌握保护具应用的适应证,维护患者自尊,不能以约束来对患者进行威胁或处罚。

2. 保护具只能短期使用,使用时肢体处于功能位置,并协助患者翻身,保证患者安全、舒适。

3. 使用约束带时,约带下应垫衬垫,松紧度以能伸入1～2指为宜。每15～30分钟观察1次受约束部位的血液循环,包括皮肤的颜色、温度、活动及感觉等;每2小时松解1次,并改变患者的姿势,及给予受约束的肢体运动,必要时进行局部按摩,促进血液循环。

4. 记录使用保护具的原因、时间、每次观察结果、相应的护理措施、解除约束的时间。

LIN CHUANG ZHI SHI LIAN JIE

临床知识链接

约束带使用新进展

三峡大学第一临床医学院发明公开了一种约束带的专利,涉及一种医疗器械,通过在衬垫上设置魔术贴和魔术贴块,及其上的固定带,可以方便地将患者的肢体固定,避免出现患者自伤、坠床、自行拔除各种导管等情况,从而避免意外状况的发生。由于魔术贴成长条状、魔术贴块成方块状便于调节松紧,且衬垫为多层棉布内夹有腈纶绵、海绵和棉花等柔性材料,不会随着患者的躁动而出现越约束越紧的情况,可避免因缠得过紧而造成肢体勒痕、循环不畅、水泡、皮肤淤青和肢体肿胀等症状。该发明可回收循环使用、保护环境、结构简单、使用方便,减少了意外状况的发生,减轻了患者的痛苦,降低了护理人员的工作强度。

 拓展与思考

1. 临床上使用约束带约束患者是为了方便护士操作,这种说法正确吗?

(余昌妹)

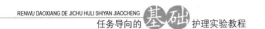

模块三　尸体护理

教学目标

认知目标

1. 能说出开始进行尸体护理的时间。

2. 能解释尸体护理的意义。

情感目标

1. 接受并赞成护士从事尸体护理的工作的重要性。

2. 在尸体护理时能始终保持唯物主义死亡观,能以严肃认真的态度尽心尽责地做好尸体护理工作。

动作技能目标

能正确整理遗容、包裹尸体。

MO NI BING LI LIAN XI

模拟病例练习

任务　为死亡患者行尸体护理

【案例展示】

患者张某,女,42 岁,3 天前无明显诱因出现畏寒,继而发热,伴纳差、乏力。感头晕、恶心,呕吐,体温达 39℃,当地医院治疗未见好转,为求进一步诊断拟以"发热待查"收治入院。病来患者精神软,睡眠差,胃纳差,尿量正常,粪便干结。体重无明显变化。体格检查:体温38.8 ℃,脉搏 104 次/分,呼吸 22 次/分,血压 156/98mmHg。实验室检查或辅查:心电图示"窦性心动过速,不完全性右束支传导阻滞"。入院来医嘱先后予阿乐欣、悉能、阿奇霉素、舒普深抗炎;尼麦角林、敏使朗、舒血宁改善头晕;654-2 解痉等治疗。入院第 10 天患者突然出现呼吸停止,抢救无效,患者死亡。

请为该患者实施尸体护理。

【任务目的】

1. 使尸体清洁,易于辨认。

2. 维护尸体良好的外观,安慰家属,减少哀痛。

3. 体现对生命的尊重。

【任务要求】

1. 在护理操作过程中能体现人文关怀和对生命的尊重。

2. 能正确完成尸体护理操作。

【操作流程】

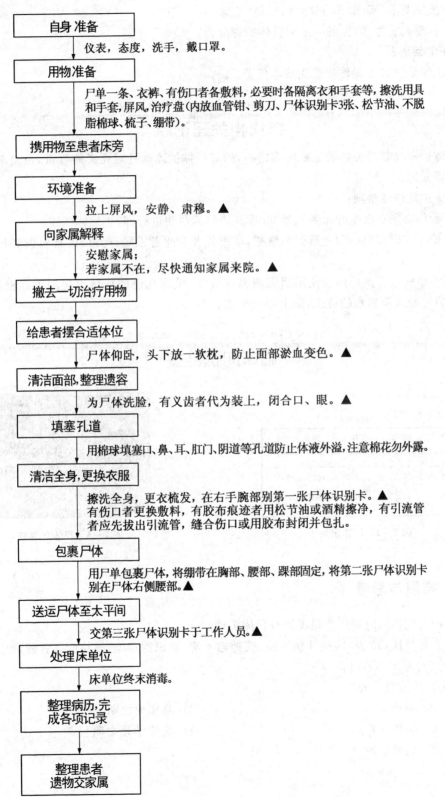

自身准备

仪表，态度，洗手，戴口罩。

用物准备

尸单一条、衣裤、有伤口者备敷料，必要时备隔离衣和手套等，擦洗用具和手套，屏风，治疗盘(内放血管钳、剪刀、尸体识别卡3张、松节油、不脱脂棉球、梳子、绷带)。

携用物至患者床旁

环境准备

拉上屏风，安静、肃穆。▲

向家属解释

安慰家属；
若家属不在，尽快通知家属来院。▲

撤去一切治疗用物

给患者摆合适体位

尸体仰卧，头下放一软枕，防止面部淤血变色。▲

清洁面部,整理遗容

为尸体洗脸，有义齿者代为装上，闭合口、眼。▲

填塞孔道

用棉球填塞口、鼻、耳、肛门、阴道等孔道防止体液外溢,注意棉花勿外露。

清洁全身,更换衣服

擦洗全身，更衣梳发，在右手腕部别第一张尸体识别卡。▲
有伤口者更换敷料，有胶布痕迹者用松节油或酒精擦净，有引流管者应先拔出引流管，缝合伤口或用胶布封闭并包扎。

包裹尸体

用尸单包裹尸体,将绷带在胸部、腰部、踝部固定,将第二张尸体识别卡别在尸体右侧腰部。▲

送运尸体至太平间

交第三张尸体识别卡于工作人员。▲

处理床单位

床单位终末消毒。

整理病历,完成各项记录

整理患者遗物交家属

【综合评价】

1. 操作要求：动作节力、熟练、轻稳、正确。

2. 体现人文关怀，具备一定的整体护理能力。

【任务回放】

要求学生按以上操作步骤完成本任务。

MO KUAI XIANG GUAN LI LUN DIAN
模块相关理论点

尸体护理是临终关怀的重要内容之一，做好尸体护理既是对死者的尊重，也是对家属最大的心理安慰。

尸体护理注意事项：

1. 操作必须在医生开出死亡通知、家属许可后尽快进行，防止尸体僵硬。

2. 护士应以高尚的职业道德和情感，尊重死者和死者家属，严肃、认真地做好尸体护理工作。

3. 传染病患者的尸体应使用消毒液擦洗身体，填塞孔道的棉球也应用消毒液浸泡，尸体包裹后应装入不透水的袋中，贴上隔离标志。

LIN CHUANG ZHI SHI LIAN JIE
临床知识链接

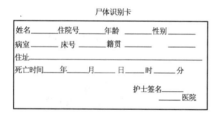

图 7-2　尸体识别卡

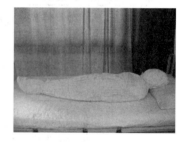

图 7-3　尸体包裹法

 拓展与思考

1. 护士应在何时对死亡患者进行尸体护理？

2. 患者男性，35 岁，因脑外伤入院，现神志不清，意识昏迷，脉搏快而弱并逐渐消失，出现潮式呼吸，血压测不出。

（1）判断该患者处于　　　　　　　　　　　　　　　　　　　（　　）

A. 濒死期　　　　　　　　　　　　　B. 临床死亡期

C. 躯体死亡期　　　　　　　　　　　D. 生物学死亡期

E. 脑死亡期

（2）护理人员可以进行尸体护理的情况是　　　　　　　　　　　　　　（　　）

　　A. 呼吸停止　　　　　　　　　　B. 各种反射消失

　　C. 心跳停止　　　　　　　　　　D. 瞳孔散大

　　E. 医生做出死亡诊断后

（杨晔琴）

模块四　搬运患者

教学目标

认知目标

1. 能列举各种搬运法。

2. 能运用人体力学原理进行患者的搬运。

情感目标

在运送过程中保持细心、热情,注意患者安全、舒适。

动作技能目标

能根据患者的特点选择合适的搬运方法,做到安全高效,省时节力。

MO NI BING LI LIAN XI

模拟病例练习

任务　搬运患者

【案例展示】

　　患者,男,58岁,今晨起时发现右侧肢体无力,不能运动,口角歪斜、语言不清。感头痛、头晕,无大小便失禁。2小时后来我院急诊。既往有高血压、高血脂病史5年,糖尿病病史8年。现体温36℃,脉搏80次/分钟,呼吸18次/分,血压160/90mmHg。

　　请运用搬运法将患者搬运至平车上送头颅CT室检查。(注:该患者体重75kg)

【任务目的】

运送卧床患者进行出入院、检查、治疗、手术或转运。

【任务要求】

1. 能正确选择合适的搬运方法。

2. 在护理工作中始终保持爱伤观念。

3. 能正确完成搬运法。

【操作流程】

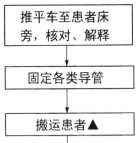

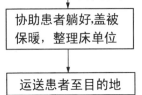

推平车置床尾，平车头端与床尾成钝角，制动；

松盖被，协助患者穿衣；

搬运者甲、乙、丙站在同侧床边，将患者双手交叉于胸腹前，移至床边；

甲一手臂托住患者头、颈、肩部，另一臂托胸背部；

乙托腰部和臀下；

丙托膝部和小腿处，三人同时抬起并移步将患者放于平车上。

协助患者躺好,盖被
保暖，整理床单位

运送患者至目的地

【综合评价】

1. 操作要求：动作节力、熟练、轻稳、正确。

2. 互动较好,具备一定的整体护理能力

3. 协作要求：三人之间互相配合,动作同步性高。

【任务回放】

学生按以上操作步骤完成本任务。

XIANG MU XIANG GUAN LI LUN DIAN

项目相关理论点

(一) 人体力学的应用

1. 常用的力学原理

人体力学是运用力学原理研究维持和掌握身体平衡,以及人体从一种姿势变为另一种姿势时身体如何有效协调的一门科学。护士在工作中正确运用人体力学原理可增进患者的舒适感,促进康复,同时可避免自身肌肉过度紧张,提高工作效率。在护理工作中,常用的力学原理包括杠杆作用(如平衡杠杆、省力杠杆及速度杠杆)、摩擦力(如静摩擦力、滑动摩擦力及滚动摩擦力)以及平衡与稳定。

2. 运用人体力学的原则

参见项目一模块一中相关理论点。

（二）各种搬运法比较

表7-3 各种搬运法一览表

搬运法	适用对象	操作要点
挪动法	病情允许，能自行移动者	平车紧靠床边，大轮端靠床头；制动；上半身→臀部→下肢依次挪动；移回床上方向相反
一人搬运法	病情较轻，不能自行活动但体重较轻者	平车大轮端与床尾成钝角；制动；一臂自患者腋下伸至对侧肩外侧，一臂伸入患者股下至对侧；患者双臂交叉依附于搬运者颈后
二人搬运法	病情较轻，不能自行活动但体重较重者	平车大轮端与床尾成钝角；制动；患者双手交叉于胸腹前；甲托住头颈肩和腰部；乙托住臀部和膝部；同时抬起
三人搬运法	不能自行活动但体重较重者	见本模块操作流程图中搬运患者部分
四人搬运法	颈椎、腰椎骨折或病情较重者	同挪动法准备；患者臀下铺帆布中单；甲站床头托住头颈肩部；乙站床尾托住两腿；丙丁站两侧；四人紧抓中单四角同时用力抬起

（三）搬运法注意事项

1. 操作前检查搬运用具的性能以保证安全。

2. 二人或三人搬运时，搬运者由床头按身高顺序排列，高者在患者头侧，使患者头部位于高处，减轻不适。

3. 搬运时动作轻稳，协调一致，确保患者安全舒适。

4. 推车途中注意：

（1）患者头部卧于平车的大轮端。

（2）护士站在患者头侧，随时观察病情变化。

（3）上下坡时应保持患者头部位于高处。

（4）注意保暖，车速适宜，患者身上有管道者要固定妥当并保持通畅。

5. 操作中注意应用节力原则。

LIN CHUANG ZHI SHI LIAN JIE

临床知识链接

（一）轮椅运送法

1. 目的

护送不能行走但能坐起的患者入院、出院、检查、治疗以及室外活动。

2. 注意事项

（1）经常检查轮椅性能，保持完好备用。

（2）寒冷季节注意患者保暖。

（3）推轮椅时速度要慢，并随时观察病情，以免患者感觉不适和发生意外，确保患者安全。

（二）担架运送法

1. 特点

在急救过程中，担架是运送患者最基本、最常用的工具。运送患者舒适平稳，对体位影响较小,乘各种交通工具时上下方便,且不受地形、道路等条件限制。

2．注意事项

（1）搬运时动作轻稳,协调一致,确保患者安全、舒适。

（2）胸、腰椎损伤患者使用硬板担架。

（3）上下交通工具或上下楼时,患者的头部始终处于高位。

（4）运送时,患者的头在后,便于观察病情。

（三）过床器

过床器又称过床易,是目前应用于临床、辅助过床的器具。它是采用轻型材料作载体,并利用特殊的光滑材料作外罩,利用两者之间的平滑移动帮助患者平稳、安全地达到过床或移位的目的。既避免在搬运患者过程中造成不必要的损伤,又提高了护理质量,彻底解决了因此而造成的纠纷及风险,极大地降低了护理工作人员的劳动强度。

1．使用方法

（1）首先,把推车的高度升降到和病床、手术台一样的高度（之间落差不能超 15cm）,推车紧靠病床,在推车、床两侧各站一人。

（2）患者从床上过床到推车上时,病床一侧的人两手各扶持患者的肩部和臀部,轻轻地将患者侧搬超过 30°左右,另一侧的人将过床易滑入患者身体下方 1/3 或 1/4 处,病床一侧的人托住患者肩部和臀部向上 45°左右用力慢慢往下推,另一侧的人也要托住患者的肩部和臀部,防止滑得太快,发生意外。当患者完全过床到推车上时,推车一侧的人员要侧搬患者,另一人将过床器取出,实现安全、平稳、省力的过床。

（3）如果床和推车之间有落差（不能超 15cm）过床时可利用患者身体下方的中床单,操作和之前的步骤大致一样。侧搬患者时,拉起中床单的两角,放入过床器。过床时,两人同时拉起中床单的四角,一侧向前推,另一侧轻拉。当患者完全过床到推车上时,和之前的操作一样,取出过床器。

2．注意事项

（1）护理人员要求熟练掌握操作过床易的使用方法,才能发挥过床器的功效。

（2）床和推车之间不能有缝隙,其距离不能超过 15cm。

（3）过床时要把推车的四轮锁住,以免过床时推车移位。

（4）操作时不能用太大力向前或大力提中床单,以免发生意外。

 拓展与思考

1. 急诊室来了一位车祸伤患者,具体伤情不详,搬运时要注意什么？

（许芳芳）

模块五　标本采集

教学目标

认知目标

能陈述各类标本采集的目的及注意事项。

情感目标

在标本采集始终保持认真、仔细、严谨的态度。

动作技能目标

1. 能正确完成常规痰标本、血液标本、尿标本、尿培养标本、粪便标本的采集。

2. 采集无菌标本时能做到严格无菌操作。

MO NI BING LI LIAN XI

模拟病例练习

任务一　常规痰标本采集

【案例展示】

患者谢一若,女,77 岁,因"反复喘息、呼吸困难 40 余年,加重 20 天"今拟"呼吸衰竭"收住入院。现患者精神软,严格卧床休息,口唇微绀,诉呼吸费力,以活动后明显,咳嗽,咳痰无力,咳黄色浓痰,量少,胃纳可,偶有关节痛,大小便正常。医嘱予氧氟沙星 1.0g Bid ivgtt 抗感染治疗,并留取痰标本。体检:体温 37.2℃,脉搏 96 次/分,呼吸 24 次/分,血压 143/86mmHg。

请指导患者留取常规痰标本。

【任务目的】

检查痰的一般性状,涂片查细胞、细菌、虫卵等,协助诊断某些呼吸系统疾病。

【任务要求】

1. 正确留取常规痰标本。

2. 采集标本操作规范,能因患者病情选择不同留取方法。

【操作流程】

```
┌──────────────┐
│   自身准备    │
└──────────────┘
        │  仪表、态度,洗手,戴口罩。
        ▼
┌──────────────┐
│   用物准备    │
└──────────────┘
        │  能自行留痰者:无菌容器、清水200ml、检验单;
        │  无法咳痰或不合作者:集痰器、检验单、吸痰用物(吸引器、吸痰管)、生理盐水、手套。
        ▼
```

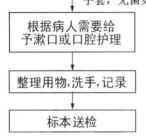

携用物至患者床旁

检验单附联贴于标本容器或集痰器上。▲

核对、解释

解释留取痰液的方法和目的。

收集痰标本

若病人能自行留取痰液:清晨醒来未进食前先漱口,数次深呼吸后用力咳出气管深处的痰液,盛于痰盒内,盖好痰盒。▲

若患者无法咳痰或不合作: 协助病人取适当卧位,由下向上叩击病人背部,戴无菌手套,无菌集痰器分别连接吸引器无菌吸痰管,按吸痰法将痰吸入集痰器内,加盖。

根据病人需要给予漱口或口腔护理

整理用物,洗手,记录

标本送检

注:"▲"为质量评估关键点。

【综合评价】

1. 根据病人不同病情正确采集痰标本。

2. 注意与病人的沟通交流。

3. 痰液中未混有唾液、漱口水、鼻涕等。

【任务回放】

请按以上操作步骤为某一新患者完成常规痰标本指导。

任务二　静脉血液标本采集

【案例展示】

患者龚萧易,男,28 岁,因持续高热 10 余天伴腹泻 7 天拟诊"伤寒"入院。现患者神志清,急性病容,轻度脱水貌,体温持续在 39～40℃,食欲差,恶心,无呕吐,感腹胀、腹泻,腹泻每天 4～5 次,偶有黏液,无里急后重,伴右下腹隐痛,躯干背侧隐约可见 3 颗直径 2mm、压之退色的淡红色皮疹。腹部略膨隆,轻度腹肌紧张,脐周压痛(＋),反跳痛(－),肠鸣音活跃。医嘱予卧床休息;查血常规、血培养及肝功能。

体检:体温 39.5℃,脉搏 110 次/分,呼吸 25 次/分,血 100/68mmHg。

作为大夜班的护士,请你为该患者留取血标本。

【任务目的】

协助临床诊断疾病,为临床治疗提供依据。

【任务要求】

1. 正确留取静脉血标本。

2. 做到穿刺一次成功。

3. 能针对不同类别的血标本选用对应的试管,并将血标本正确注入试管。

【操作流程】

```
┌─────────────────┐
│    自身准备      │
└────────┬────────┘
         │ 仪表，态度，洗手，戴口罩。
┌────────┴────────┐
│    用物准备      │
└────────┬────────┘
         │ 皮肤消毒溶液、无菌瓶镊、棉签、止血带、干燥注射器、标本容器(抗凝管、干
         │ 燥试管或血培养瓶、检验单、无菌手套、乙醇和火柴(采集血培养标本时用);
         │ 查对医嘱,贴化验单附联于标本容器上。▲
┌────────┴────────┐
│   洗手,携用物    │
│   至患者床旁     │
└────────┬────────┘
         │
┌────────┴────────┐
│   核对、解释     │
└────────┬────────┘
         │ 解释抽血目的和配合方法取得病人合作。
┌────────┴────────┐
│  准备静脉穿刺    │
└────────┬────────┘
         │ 协助患者取合适体位，戴手套;
         │ 选择合适静脉及穿刺点,在穿刺点上方约6cm处系止血带,常规消毒皮肤,嘱
         │ 病人握拳。▲
┌────────┴────────┐
│     抽   血      │
└────────┬────────┘
         │ 二次核对;
         │ 左手绷紧静脉下端皮肤,右手持注射器,食指固定针柱,针头斜面向上,
         │ 与皮肤呈15°～30°穿刺血管,见回血后抽取所需血量;▲
         │ 松止血带,嘱病人松拳,迅速拔出针头,用干棉签按压穿刺点1～2分钟。
┌────────┴────────┐
│ 把血标本注入试管 │
└────────┬────────┘
         │ 取下针头,将血液沿管壁轻缓注入标本容器。▲
┌────────┴────────┐
│ 整理用物,洗手,记录│
└────────┬────────┘
         │
┌────────┴────────┐
│    标本送检      │
└─────────────────┘
```

注:"▲"为质量评估关键点。

【综合评价】

1. 严格按照无菌操作采集标本。
2. 所采集标本符合检查项目要求。
3. 注意与患者之间的沟通交流。

【任务回放】

请按以上操作步骤为某一患者采集血标本以检测肌酐和尿素氮水平。

任务三 尿培养标本采集

【案例展示】

患者余庆爽,男,40岁,胆囊切除术后1日未解小便,医嘱予导尿,2天后患者感尿急、尿痛,现医嘱予行尿培养。

请为该患者留取尿培养标本。

【任务目的】

用于细菌培养或细菌敏感试验,以了解病情,协助临床诊断和治疗。

【任务要求】

1. 能正确留取尿培养标本。

2. 能做到严格无菌操作。

3. 能指导患者配合尿培养标本的留取。

【操作流程】

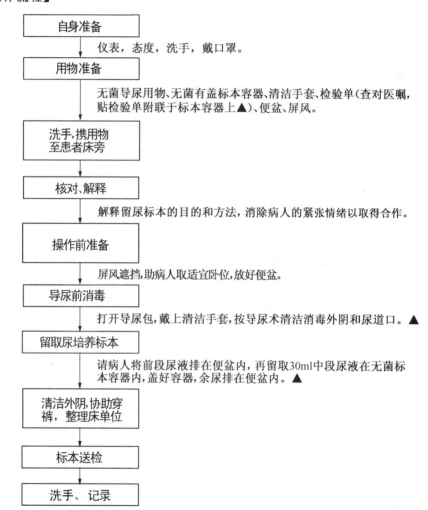

注:"▲"为质量评估关键点。

【综合评价】

1. 严格按照无菌操作采集标本。

2. 所采集标本符合检查项目要求。

3. 与患者沟通交流良好。

【任务回放】

请按以上操作步骤为某留置导尿患者采集尿培养标本。

任务四 常规粪便标本采集

【案例展示】

患者穆小兰,女,33岁,因怕热、多汗,有时心悸、气促、多食、易饥,每餐200~250g,每日进食4~5餐,经本市第二人民医院发现甲状腺肿大,查 T_3、T_4 水平增高,诊断甲亢收住入院。现患者消瘦,皮肤温暖、多汗、胸闷、气促、心悸,无心前区疼痛。发病前两个月无精神刺激及感染史。医嘱予50%葡萄糖液+乙酰毛花甙丙0.4mg,静注;异搏定片40mg Tid;心得安片10mg Tid,及大小便常规。

请为该患者留取粪便常规标本。

【任务目的】

用于检查粪便的性状、颜色、细胞等。

【任务要求】

1. 能正确留取粪便常规标本。
2. 能说出粪便标本采集的目的和注意事项。
3. 能指导患者配合粪便常规标本的留取。

【操作流程】

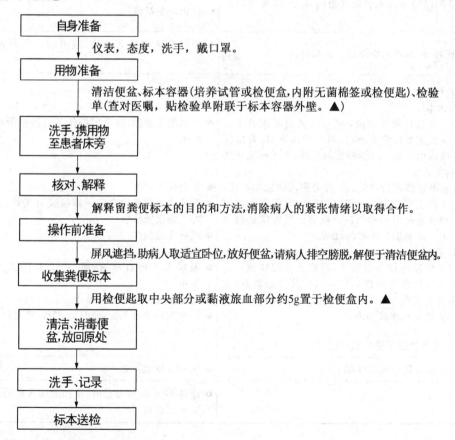

注:"▲"为质量评估关键点。

【综合评价】

1. 所采集标本符合检查项目要求。

2. 与患者沟通交流良好。

【任务回放】

请按以上操作步骤为某新入院患者采集粪便常规标本。

模块相关理论点

（一）痰标本采集

临床上常用的痰标本有三种：常规痰标本、痰培养标本和 24 小时痰标本。采集痰培养标本的目的是检查痰液中的致病菌，以确定病菌类型或作药敏实验；而 24 小时痰标本的采集目的是检查 24 小时痰液的量及性状，协助诊断疾病。

常规痰标本的采集方法参见任务一，后两者采集方法见表 7-4。

表 7-4　痰培养标本和 24 小时痰标本采集方法及要点

操作步骤	要点说明
1. 检验单附联贴于标本容器或集痰器上，携带用物至床旁	● 防止发生差错
2. 再次查对，解释留取痰液的方法和目的	● 消除病人的紧张情绪，取得病人的合作收集痰液
3. 收集痰标本 ◆ 痰培养标本 （1）病人能自行留取痰液：请病人清晨起床后未进食前先用漱口溶液漱口，再用清水漱口，数次深呼吸后用力咳出气管深处的痰液，于无菌集痰器内，盖好瓶盖。 （2）无法咳痰或不合作病人：协助病人取适当卧位，由下向上叩击病人背部，带好手套，无菌集痰器分别连接吸引器和无菌吸痰管。按吸痰法将痰吸出。入无菌集痰器内，加盖。 ◆ 24 小时痰标本 在广口集痰器内加少量清水，请病人留取痰液。从清晨醒来未进食前漱口后第一口痰液开始留取，次日晨未进食前漱口后第一口痰作为结束，将 24 小时的全部痰液吐入集痰器内。	● 严格无菌操作，避免因操作不当污染影响检验结果 ● 帮助病人咳嗽 ● 无菌集痰器开口高的一端接吸引气器，开口低的一端接吸痰管 ● 严格无菌操作 ● 嘱病人不可将唾液、漱口水、鼻涕混入痰标本中 ● 避免痰液黏附在容器壁上 ● 正常人痰液量很少，每日约 25ml 或无痰
4. 根据病人需要给予漱口或口腔护理	
5. 洗手，记录痰的外观和性状	● 使病人感觉舒适
6. 送检	● 计算 24 小时痰液量时，应扣除加入水的量痰标本应记总量

（二）痰标本采集的注意事项

1. 采集标本前要了解检验的目的、病人的病情及合作程度。

2. 检查标本容器有无破损，是否符合检验的目的和要求。

3. 采集标本操作规范，采集方法、采集量和采集时间要准确。如为痰培养标本，应严格无菌操作，避免因操作不当污染标本，影响检验结果。

4. 采集痰标本时，嘱患者勿将唾液、漱口水、鼻涕混入痰标本中。

5. 如病人伤口疼痛无法咳嗽，可用软枕或手掌压迫伤口，减轻伤口张力，减少咳嗽时的疼痛。

6. 标本采集后及时送检。

（三）血标本采集的注意事项

1. 若需要抽取空腹血，应提前告知患者禁食。

2. 抽血清标本须用干燥注射器、针头和干燥试管。

3. 采全血标本时，需加入抗凝剂，血液注入容器后，立即轻轻旋转摇动试管，使血液和抗凝剂混匀，避免血液凝固，影响检验结果。

4. 采集血培养标本时，应防止污染。除严格执行无菌技术操作外，抽血前应检查培养基是否符合要求，瓶塞是否干燥，培养液不宜太少。

5. 若同时需抽取不同种类的血标本，应先注入血培养瓶，再注入抗凝管，最后注入干燥管，动作应迅速准确。

6. 严禁在输液、输血肢体上抽取血标本，必须另换肢体采集。

（四）尿标本采集

临床上常采集尿标本作物理、化学、细菌学等检查，以了解病情，协助诊断和观察疗效。尿标本分为三种：常规标本、培养标本和 12 小时或 24 小时标本。

尿常规标本的采集主要用于检查尿液的颜色、透明度，测定比重，有无细胞和惯性，并作尿蛋白和尿糖定行检测等；而 12 小时或 24 小时标本主要是用于各种尿生化检查或尿浓缩查结核杆菌等检查。

尿培养标本的采集方法参见任务三；另两种标本采集法见表 7 - 5。

表 7 - 5　常规标本和 12 小时或 24 小时标本采集步骤及要点

操作步骤	要点说明
1. 查对医嘱，贴检验单附联于标本容器上，12 小时或 24 小时标本需注明留取尿标本的起止时间	● 防止发生差错 ● 留取 12 小时尿标本：于 19:00 排空膀胱后留取尿液至次晨 7:00 留取最后一次尿液；若留取 24 小时尿标本，则嘱患者于 7:00 排空膀胱后，开始留取尿液，至次晨 7:00 留取最后一次尿液
2. 携用物至床旁，核对病人，并向其解释留尿标本的目的和方法	● 消除病人的紧张情绪，取得病人的合作 ● 女病人月经期不宜留取尿标本 ● 做早孕诊断试验应留晨尿

续　表

操作步骤	要点说明
3. 收集尿液标本 (1) 可下床活动的病人,给予标本容器收集尿液。请其至厕所解尿,留取 30ml 左右的尿液于容器内 (2) 行动不便的病人,协助在床上使用便盆或尿壶,收取足量尿液于标本容器中	● 会阴部分泌物过多时,应先清洁或冲洗,再收集尿液
(3) 留置导尿的病人,于集尿袋下方引流孔处打开橡胶塞收集尿液 (4) 留取 12h 或 24h 尿标本者请患者将尿液先排在便盆或尿壶内,然后再倒入集尿瓶内,待最后一次尿液标本留取后,测总量	● 注意用屏风遮挡、保护病人 ● 卫生纸勿丢入便盆内 ● 小孩或尿失禁病人用尿套或尿袋协助收集
4. 洗手,记录,整理用物	● 记录时间、标本的名称和量
5. 送检	● 及时送检,以免影响检验结果

(五)尿标本采集的注意事项

1. 女病人月经期不宜留取尿标本。

2. 会阴部分泌物过多时,应先清洁或冲洗,再收集。

3. 做早孕诊断试验应留晨尿。

4. 留取尿培养标本时,应注意执行无菌操作,防止标本污染,影响检验结果。

5. 留取 12h 或 24h 尿标本,集尿瓶应放在阴凉处,根据检验要求在瓶内加防腐剂。

(六)常用尿液防腐剂的用法

临床常用尿液防腐剂适用于不同用途,详见表 7-6。

表 7-6　常用尿液防腐剂用法一览表

名　称	作　用	用　途	用　法
甲　醛	防腐和固定尿中有机成分	尿爱迪计数	每 30ml 尿液加 40% 甲醛液 1 滴
浓盐酸	保持尿液在酸性环境中,防止尿中激素被氧化,防腐	内分泌系统检验如 17-酮类固醇、17-羟类固醇	24 小时尿中共加 5~10ml
甲　苯	保持尿液中的化学成分不变	尿蛋白定量、尿糖定量	第一次尿液倒入后,每 100ml 尿液加 0.5%~1% 甲苯 2ml。如测定尿中钠、钾、氯、肌酐、肌酸等需加 10ml

(七)粪便标本采集

粪便标本分四种:常规标本、细菌培养标本、隐血标本和寄生虫或虫卵标本。培养标本用于检查粪便中的致病菌;隐血标本用于检查粪便内肉眼不能查见的微量血液;寄生虫或虫卵标本用于检查粪便中的寄生虫、幼虫以及虫卵计数检查。

常规标本采集法参见本模块任务四;其余标本采集见表 7-7。

表 7-7 各类粪便标本采集方法及操作要点

操作步骤	要点说明
1. 查对医嘱,贴检验单附联于检便盒(培养试管)上,携用物至床旁	● 防止发生差错
2. 核对病人,解释目的和收集大便的方法	● 得到病人的理解、合作
3. 屏风遮挡,请病人排空膀胱,解便于清洁便盆内	● 避免解便时尿液排出
4. 收集粪便标本 ◆ 培养标本 用无菌棉签取中央部分粪便或脓血黏液部分,病人无便意时,用长无菌棉签蘸无 2～5g 菌生理盐水,由肛门插入 6～7cm 顺一方向轻轻旋转后退出,将棉签置于培养管内 ◆ 隐血标本 ◆ 寄生虫标本 (1) 检查寄生虫:在粪便不同部位取带血或黏液部分 5～10g (2) 检查挠虫:病人睡前或清晨未起床前,将透明胶带贴在肛门周围。取下粘有虫卵的透明胶带粘贴在玻璃片上或将透明胶带对合,立即送检 (3) 检查阿米巴原虫:将便盆加温至接近人的体温。标本在 30 分钟内连同便盆送检	● 嘱病人检查前三天禁食肉类、肝血、含大量叶绿素的食物和含铁剂药物,三天后收,按常规标本留取,以免造成假阳性 ● 病人服用驱虫药或作血吸虫孵化检查应留全部粪便 ● 饶虫常在午夜或清晨时爬到肛门处 ● 保持阿米巴原虫的活动状态 ● 及时送检,防止阿米巴原虫死亡 ● 避免交叉感染 ● 记录粪便的形状、颜色、气味等
5. 清洁、消毒便盆,放回原处	
6. 洗手,记录,送检	

(八)粪便标本采集的注意事项

1. 采集培养标本,如病人无便意时,用长无菌棉签蘸生理盐水,由肛门插入 6～7cm,顺一方向轻轻旋转后退出,将棉签置于培养瓶内,盖紧瓶塞。

2. 检查阿米巴原虫,在采集标本前几天,不应给患者服用钡剂、油质或含金属的泻剂,以免金属制剂影响阿米巴虫卵或胞囊的暴露。

3. 病人如有腹泻,水样便应盛于容器中送检。

LIN CHUANG ZHI SHI LIAN JIE

临床知识链接

自动静脉采血器采血法

自动静脉采血器为全封闭的真空储血管,管内配置不同的抗凝剂,在采血过程中避免了注入血标本可能产生的血液泄露现象。

【使用方法】

1. 查对医嘱,根据检验目的旋转储血管,贴化验单附联于储血管上,注明科别、床号、姓名、检验目的和送检日期。

2. 携用物至床边,核对患者并向其解释抽血目的和配合方法。

3. 选择合适静脉穿刺点,在穿刺点上方约 6cm 处扎止血带,常规消毒皮肤。

4. 打开采血针包装小袋,取出采血针并取下针头上的保护套。

5. 手持采血针柄穿刺血管,此时可在连接胶管中见到回血。

6. 将瓶塞穿刺针刺入真空管内,管内的负压状态将使所需量的血液流入管中,也可按管壁上的刻度控制采血量。

7. 如需要多管采血,当第一管采完后,拔出瓶塞穿刺针再刺入另一真空管,如此重复操作,可进行多管采血。

8. 采集完毕,拔出针头,按压局部。储血管中的负压可将连接胶管内残存的血液吸入管中,整理用物,送检。

【注意事项】

当采集多管血标本时,其采集顺序为:微生物学标本→无添加剂标本→凝血试验标本→含抗凝剂标本→含促凝剂标本。

拓展与思考

1. 留取中段尿主要检查尿中: （　　）

　　A. 蛋白　　　　B. 细菌　　　　C. 糖　　　　D. 红细胞　　　　E. 酮体

2. 采集血标本时,防止标本溶血的措施是(请从以下 5 个备选答案中选出 3 个正确答案) （　　）

　　A. 选择干燥无菌注射器针头　　　　　B. 采血后针头贴试管壁注入血液

　　C. 取下针头后快速将血液注入试管中　　D. 注射器内的泡沫勿注入试管中

　　E. 试管应避免震荡

(吴永琴,鞠梅)

模块六　洗胃法

教学目标

认知目标

1. 能陈述洗胃的目的及注意事项。

2. 能正确选择各种药物中毒的灌洗溶液。

情感目标

1. 对服毒自杀拒绝洗胃者能给予耐心劝导、安慰、关心和鼓励。

2. 工作中始终保持耐心、和蔼的态度。

动作技能目标

1. 能正确患者的中毒情况。

2. 能正确评估患者的生命体征、意识状态及瞳孔的变化。

3. 能正确完成各种洗胃操作。

模拟病例练习

任务 全自动洗胃机洗胃法

【案例展示】

患者翁彬闻,女,27岁,农民,因与丈夫吵架,4小时前在家偷偷服用农药4049(乐果)后出现多汗、瞳孔缩小、轻度呼吸困难、流涎,现意识模糊,由家属送入我院急诊科。体检:体温37.2℃,脉搏96次/分,呼吸24次/分,血压120/79mmHg。

作为急诊科护士,请你运用全自动洗胃机立即为该患者进行洗胃。

【任务目的】

1. 解毒。

2. 减轻幽门梗阻病人的胃黏膜水肿。

3. 为某些手术或检查做准备,如胃肠道手术前。

【任务要求】

1. 能为患者正确洗胃。

【操作流程】

自身准备
仪表,态度,洗手,戴口罩。

用物准备
治疗盘内置:无菌洗胃包(内有胃管、镊子、纱布)、塑料围裙或橡胶单、治疗巾、棉签、弯盘、胶布、水温计、液体石蜡、量杯,必要时备无菌压舌板、张口器、牙垫、舌钳放于治疗碗内、检验标本容器或试管、毛巾,全自动洗胃机。

携用物至患者床旁

核对、解释
向家属解释操作目的。

操作前准备
协助患者取合适卧位,围好围裙或铺好橡胶单及治疗巾,弯盘于口角旁,污物桶置座位前或床旁;
接通电源,检查全自动洗胃机;▲
润滑胃管前端、插管,证实胃管在胃内后固定;▲
将配好的洗胃液倒入水桶,连接好各个管道,调节药量流速。

洗 胃
按"手吸"键,吸出胃内容物,再按"自动"键,机器开始对胃进行自动冲洗;如有管路不畅,交替按"手冲"和"手吸"键反复冲洗,通畅后按"手吸"键吸出胃内残留液体,按"自动"键,恢复自动洗胃,直至洗出液澄清无味为止;▲
洗胃过程中,应注意有无洗胃并发症的发生。

```
┌─────────────────┐
│ 洗胃完毕,反      │
│ 折胃管,拔出      │
└─────────────────┘
         │
         ▼                协助患者漱口、洗脸,必要时更衣,嘱患者卧床休息。
┌─────────────────┐
│ 整理用物,洗手,记录│
└─────────────────┘
```

注:"▲"为质量评估关键点。

【综合评价】

1. 患者胃内毒物得到最大程度的清除。

2. 病人能配合操作,无误吸发生。

3. 病人中毒症状得到缓解或控制。

【任务回放】

请按以上操作步骤为某一误服敌百虫农药的患者进行洗胃。

MO KUAI XIANG GUAN LI LUN DIAN

模块相关理论点

(一)洗胃前评估

1. 病人中毒情况,如摄入毒物的种类、剂型、浓度、量、中毒时间、途径等,来院前的处理措施,是否曾经呕吐,以及洗胃的禁忌。非腐蚀性毒物中毒的病人可以进行洗胃。如有机磷、安眠药、重金属类与生物碱等食物或药物中毒的病人。

禁忌洗胃的情况为:强腐蚀性毒物(如强酸、强碱)中毒、肝硬化伴食管胃底静脉曲张、胸主动脉瘤、近期内有上消化道大出血及胃穿孔病人。上消化道溃疡、癌症患者不宜洗胃。

2. 病人的生命体征、意识状态及瞳孔的变化、口腔黏膜的情况、口中异味等。

3. 病人的心理状态及合作程度。

(二)口服催吐洗胃法

具体步骤及操作要点见表7-8。

表 7 - 8　口服催吐洗胃法操作步骤及要点

操作步骤	要点说明
1. 洗手、戴口罩,备齐用物携至床旁	
2. 核对、解释	
3. 协助病人取合适卧位,铺好橡胶单及治疗巾,弯盘放于口角旁,污物桶放置坐位前或床旁	
4. 嘱病人自饮大量洗胃液,然后吐出,必要时可用压舌板压舌根催吐	● 一次饮液量约为 500ml
5. 反复进行,直到吐出的液体澄清无味时为止	● 表示毒物已经干净 ● 催吐过程中,应随时观察吐出物的性状和病人的情况
6. 协助病人洗脸漱口	
7. 记录	● 记录洗胃液的名称、吐出物的性状、病人的反应

（三）漏斗洗胃法

具体步骤及操作要点见表 7-9。

表 7-9 漏斗洗胃法操作步骤及要点

操作步骤	要点说明
1. 洗手、戴口罩,备齐用物携至床旁	
2. 核对、解释	
3. 协助病人取合适卧位,铺好橡胶单及治疗巾,弯盘放于口角旁,污物桶置坐位前或床旁	
4. 石蜡油润滑胃管前段,由口腔插入 55~60cm,证实在胃内后用胶布固定	● 插入长度为前额发际至剑突的距离长度的 1/3 ● 插管动作应轻、稳、准,尽量减少对病人的刺激
5. 置漏斗低于胃部水平位置,挤压橡胶球,抽尽胃内容物	● 利用挤压橡胶球所形成的负压作用,抽出胃内容物
6. 举漏斗高过头部 30~50cm,将洗胃液倒入约 300~500ml,当漏斗内尚余少量溶液时,速将漏斗倒向污水桶内	● 一次灌入量以 300~500ml 为宜 ● 每次灌入量和洗出量应基本相等,否则易致胃满留 ● 洗胃过程中,应随时观察洗出液的性状及病人情况
7. 如此反复灌洗直至洗出液澄清无味为止	
8. 洗胃完毕,反折胃管拔出	● 防止管内液体误入气管
9. 协助病人漱口洗脸,必要时更衣,嘱病人卧床休息	
10. 记录	● 记录灌入液的名称、洗出液的性状、病人的反应

（四）电动吸引器洗胃法

具体步骤及操作要点见表 7-10。

表 7-10 电动吸引器洗胃法操作步骤及要点

操作步骤	要点说明
1. 洗手、戴口罩,备齐用物携至床旁	
2. 核对、解释	
3. 协助病人取合适卧位,铺好橡胶单及治疗巾,弯盘放于口角旁,污物桶置坐位前或床旁	
4. 接通电源,检查吸引器功能	● 吸引器负压宜保持在 13.3kPa 左右,过高易损伤胃黏膜
5. 安装灌洗装置,将灌洗液倒入输液瓶内,挂于输液架上	
6. 润滑胃管前段,插管,并证实在胃内后固定	
7. 开动吸引器,吸出胃内容物	

续　表

操作步骤	要点说明
8. 关闭吸引器,夹紧贮液瓶上的引流管,开放输液管,使溶液流入胃内 300～500ml,夹紧输液管,开放贮液瓶上的引流管,开动吸引器,吸出灌入的液体	
9. 反复灌洗直至洗出液澄清无味为止	
10. 洗胃完毕,反折胃管拔出	
11. 协助病人漱口洗脸,必要时更衣,嘱病人卧床休息	
12. 记录	

(五)洗胃法的注意事项

1. 中毒物质不明时,先抽吸胃内容物送检,以确定毒物性质,然后选用温开水或生理盐水洗胃,待毒物性质明确后,再用对抗剂洗胃。

2. 中毒较轻者取坐位或半坐卧位,较重者取左侧卧位,昏迷病人取平卧位,头偏向一侧。

3. 每次灌入胃液量 300～500ml。如灌入量过多会引起急性胃扩张,胃内压增加,加速毒物吸收;也可引起液体反流导致呛咳,误吸。灌入量过少则会延长洗胃时间,不利于抢救的进行。

4. 洗胃液温度为 25～38℃,直到洗出液澄清无味为止。

5. 洗胃过程中,应注意观察有无洗胃并发症的发生,如出现病人有腹痛、洗出血性液体、急性胃扩张、胃穿孔、水中毒、水电解质紊乱、酸碱平衡失调、误吸等现象,应立即停止洗胃,并采取相应的急救措施。

6. 幽门梗阻病人宜饭后 4～6 小时或空腹时洗胃。

7. 全自动洗胃机的药管管口必须始终浸没在洗胃液的液面下。

 拓展与思考

1. 用电动吸引法洗胃时每次灌入液量以多少为宜? 为什么?
2. 病人在洗胃出中,感觉腹痛,有血性液体流出应　　　　　　　　　　　　(　)
    A. 立即停止洗胃　　　　　　　　　　B. 边观察边洗胃
    C. 继续缓慢洗胃　　　　　　　　　　D. 休息片刻,继续洗胃
    E. 快速洗胃

(吴永琴,傅静)

模块七 心肺复苏

认知目标

1. 能陈述判断心搏、呼吸停止的指征。
2. 能正确判断病人心肺复苏的有效指征。

情感目标

在心肺复苏操作中保持沉着、冷静。

动作技能目标

1. 能正确开放患者气道。
2. 能正确实施人工呼吸。
3. 能正确完进行胸外心脏按压。

MO NI BING LI LIAN XI

模拟病例练习

任务 为患者行心肺复苏术

【案例展示】

患者潘宇,男,38 岁,因交通肇事伤及头部 5 小时,伤后昏迷未醒,双侧瞳孔等大等圆,对光反射存在且灵敏,左枕部头皮血肿,四肢活动减少,尾骶部皮肤发红。医嘱给予 25% 甘露醇 250ml ivgtt st。心电监护示患者突发心跳骤停,呼吸暂停。

作为病房内第一发现人,请你立即为该患者实施心肺复苏。

【任务目的】

1. 建立患者的循环、呼吸功能,保证重要脏器的血液供应。
2. 尽快恢复心跳、呼吸、促进脑功能的恢复。

【任务要求】

能正确为患者实施心肺复苏。

【操作流程】

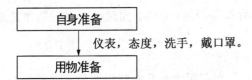

自身准备
↓ 仪表,态度,洗手,戴口罩。
用物准备

```
                治疗盘内放血压计、听诊器;
                必要时备一木板、脚踏凳。

┌─────────────────┐
│ 判断病人有无意    │
│ 识、呼吸和心跳    │
└─────────────────┘
                轻拍、摇动并大声呼唤病人;
                用示指、中指触摸病人大动脉;
                观察病人胸部有无起伏或将面部靠近病人口鼻感觉有无气体逸出。

┌─────────────────┐
│ 呼救,同时做好     │
│ 病人准备▲        │
└─────────────────┘
                使患者仰卧于硬板床或地上,睡软床者应在其肩背下垫一心脏按压板;
                去枕,头后仰,解开患者的领口、领带及腰带等束缚物。

┌─────────────────┐
│ 环境准备         │
└─────────────────┘
                光线充足,病室安静;
                必要时用屏风遮挡,避免影响其他患者。

┌─────────────────┐
│ 开放气道         │
└─────────────────┘
                开放气道方法见注解1。▲

┌─────────────────┐
│ 人工呼吸         │
└─────────────────┘
                人工呼吸方法见注解2。▲

┌─────────────────┐
│ 胸外心脏按压      │
└─────────────────┘
                与人工呼吸同时进行,方法见注解3。▲

┌──────────────────────┐
│ 观察心肺复苏是否有效     │
└──────────────────────┘
```

注:"▲"为质量评估关键点。

注解1:

1. 开放气道方法

(1)清除口腔、气道内分泌物或异物,有义齿者取下义齿。可先将患者头部侧向一边,一手固定舌前端使其勿向后倾,然后以另一手的食指或中指缠上纱布或手帕深入其口中,将异物取出。若异物梗在喉部无法取出,则在腹部剑突下、肚脐上用手向上、下推挤数次,再用手将异物取出。

(2)手法开放气道。

1)托颈压额法:抢救者一手抬起患者颈部,另一手以小鱼际肌侧下按患者前额,使其头后仰,颈部抬起。

2)仰头抬颏法:抢救者一手置于患者前额,手掌向后下方施力,使其头部后仰,另一手手指放在靠近颏部的下颌骨下方,将部向前抬起,拉开颈部。

3)托下颌法:抢救者将其肘部放在患者头部两侧,用双手同时将左右下颌角托起,使头后仰,同时将下颌骨前移。

(3)具备条件者,可行以下方法开放气道。

1)环甲膜穿刺:当异物阻塞上呼吸道时,可用粗大针头在环甲膜位置垂直刺入气管,并在人工呼吸时口含针尾吹气。

2）气管插管术。

3）气管切开术。

2. 人工呼吸方法

（1）口对口人工呼吸。

1）抢救者以保持患者头后仰的拇指和食者捏住病人鼻孔。

2）深吸一口气，屏气，双唇包绕患者口部形成一个封闭腔，用力吹气，使胸廓扩张。

3）吹毕，松开捏鼻孔的手，抢救者头稍抬起，侧转换气，注意观察胸部复原情况。

4）频率：成人 14～16 次/分；儿童 18～20 次/分；婴幼儿 34～40 次/分。

（2）口对鼻人工呼吸。

1）用仰头抬颏法保持气道通畅，同时用举颏的手将病人口唇闭合。

2）深吸气后，双唇包住患者鼻部同上法吹气，吹气时间要长，用劲要大。

（3）口对口鼻人工呼吸法。抢救者双唇包住患者口鼻吹气，吹气时间要短，用劲要小。

（4）有条件使用气管插管人工呼吸。

3. 胸外按压方法

（1）定位：抢救者站或跪于患者一侧，确定按压部位，定位方法有两种：① 先以一手中指沿病人一侧胸廓下部肋缘向上摸到剑突肋，食指并拢中指，另一手掌根部沿胸骨下滑到食指，该手掌中心部分应该是胸骨下 1/2 段的中点；② 两乳间的胸骨上也应是胸骨下 1/2 段的中点。

（2）双肘关节伸直，借臂、肩和上半身体重的力量垂直向下用力按压，使胸骨下陷 3～5cm，而后迅速放松，反复进行。

（3）按压频率：80～100 次/分，按压与放松时间之比为 1∶2。

【综合评价】

1．操作方法正确。

2．动作迅速、准确。

3．吹气的频率、节律及力度符合要求。

4．按压的部位、力度及频率正确。

【任务回放】

请按以上操作步骤为某一心跳骤停的患者进行胸外按压。

模块相关理论点

（一）国际心肺复苏（CPR）指南的最新标准比例表

见表 7-11。

表 7 - 11   2005 年国际心肺复苏(CPR)指南的最新标准比例表

	成人	1—8 岁儿童	婴儿
开放气道	仰头举颏法	仰头举颏法	仰头举颏法
人工呼吸	2 次有效呼吸 (每次持续 1 秒钟以上)	2 次有效呼吸 (每次持续 1 秒钟以上)	2 次有效呼吸 (每次持续 1 秒钟以上)
呼吸频率	10~12 次/分 (约 5~6 秒钟吹气一次)	10~20 次/分 (约 3~5 秒钟吹气一次)	10~20 次/分 (约 3~5 秒钟吹气一次)
检查循环	颈动脉	股动脉	肱动脉
按压位置	胸部胸骨下切迹(胸口剑突处) 上两指胸骨正中部位或胸部正中乳头连线水平		乳头连线下一横指
按压方式	两只手掌根重叠	两只手掌根重叠/ 一只手掌根	2 指(以环绕胸部双手 的拇指,二人法)
按压深度	4~5cm	2~3cm	1~2cm
按压频率	100 次/分	100 次/分	100 次/分
按压通气比	30:2(单人或双人)	30:2/单人或 15:2/双人	30:2/单人或 15:2/双人
潮气量比	500~600ml	8ml/kg(约 150~200ml)	30~50ml
CPR 周期	2 次有效吹气,再按压与通气五个循环		
AED	有 AED 设备条件情况下,请先使用 AED 除颤一次, 然后进行 5 个 CPR 周期		不推荐使用

(二)心肺复苏的注意事项

1. 判断心跳、呼吸停止要迅速准确,尽早采取基础生命支持(basic life support,BLS)。

2. 就循环体征而言,强调非专业人员只判断病人有无自主呼吸、咳嗽或活动三个指标;专业人员除判断病人有无自主呼吸、咳嗽或活动以外再加上脉搏。

3. 一旦确定病人心跳呼吸骤停,要立即进行基本生命支持技术,不要因为忙于求救而延误时机。

4. 人工呼吸要强调效果,每次吹气量大约 700~800ml,每次吹气时间持续 2 秒以上。

5. 检查颈动脉,手法要快而准确,触摸时间不能超过 10 秒。

6. 胸外心脏按压部位的确定要迅速、准确,挤压过程中手不能离开按压部位。

7. 成人胸外心脏按压频率 100 次/分,按压深度 4~5cm;胸外按压与人工呼吸比例为 30:2。

8. 操作要正确,尽量避免并发症的发生。

9. 心肺复苏过程中应密切观察病人心肺复苏的有效指征,包括:可触及大动脉搏动,肱动脉收缩压大于 60mmHg;面色、口唇、甲床、皮肤等处色泽转为红润;散大的瞳孔缩小;吹气时可听到肺泡呼吸音或有自主呼吸,呼吸改善;意识逐渐恢复,昏迷变浅,可出现反射或挣扎;有小便出现;ECG 检查有波形改变。

拓展与思考

1. 心跳、呼吸骤停的原因有哪些？
2. 现行成人的心脏按压与人工呼吸的比例，无论是单人还是双人操作，均为　　　（　　　）

   A. 30：2　　　　B. 30：1　　　　C. 15：2　　　　D. 15：1　　　　E. 20：1

（吴永琴，陈丽）

附录1 《拓展与思考》参考答案

项目一

模块一

1. 答：操作参见麻醉床流程。

2. 答：区别如下：

(1) 目的不同，见本模块任务一和任务三的任务目的；

(2) 用物不同：麻醉床需多准备麻醉护理盘、中单；

(3) 操作步骤不同：麻醉床需根据病情加铺橡胶中单、布中单；盖被折于一侧，开口对门而不是平铺于床；枕头横立床头；床旁椅放于接受患者对侧床尾。

3. 答：枕头横立于床头，可防止患者因躁动撞伤头部。

模块二

1. 答：(1) 稽留热。稽留热是指体温持续在 39～40℃，达数天或数周，24 小时波动范围不超过 1℃的热型。

(2) 护理发热的患者措施如下：① 降低体温：可用物理降温或遵医嘱药物降温；② 加强病情观察：观察生命体征。每 4 小时测体温一次，观察有无伴随症状，发热的原因和诱因有无解除，治疗的效果如何，观察患者的出入量及体重变化；③ 补充营养和水分；④ 促进患者舒适：多休息，进行口腔护理和皮肤护理；⑤ 给予适当的心理护理等。

2. (1) C (2) C

模块三

1. 答：若不是整数时间，应将入院时间填入最接近入院时间的时间栏内。

2. 答：大便次数应在下午两点左右询问患者后填入，提问时应注意提问患者昨天下午两点到今日下午两点间的大便次数。

3. 答：特别注意页码和住院号勿遗漏。

4. 答：仍以降温后的体温用红圈绘制在相应体温处，再用红虚线与降温前体温相连。

5. 答：23 号栏内。

项目二

模块一

1. 答：用物准备齐全并按使用先后顺序摆放；减少走动，操作有序；铺床时脚分开站立、下蹲，增加支撑面和降低重心；动作协调有节奏；上身直立，减少腰肌劳损等；减少虚动作等。

2. 答：翻身时有条件拉起对侧床栏；侧卧位姿势正确，增大支撑面积；塞大单时不可过于用力等。

3. 答:为有引流管的特殊患者进行更换床单前,必须先将引流管安置妥当,防止扭曲、阻塞等现象,操作过程中应小心,防止引流管拔脱。

模块二

1. 答:若测得 pH＝6,则表明为酸性环境下生长的细菌感染,可用碱性漱口液如碳酸氢钠溶液对抗,提高 pH 值,使细菌无法生长,从而达到抑菌的作用。反之,pH＝8 时可用酸性漱口液 2％～3％硼酸对抗。

2. 答:昏迷患者进行口腔护理时应注意:患者禁忌漱口;必要时使用开口器;棉球不可过湿;必须夹紧棉球,一次一个;操作前后清点棉球。

模块三

1. 答:利用家里的薄毯或大件毛衣,将其卷起,用编织绳扎好两端即可。

2. 答:可选用一次性桌布或大的塑料袋代替。

3. 答:虹吸原理。

4. 答:能否设计出特殊的床,洗发时可将头部周围的床垫拆卸,就像泰式洗发一样。或自由发挥想象。

模块四

1. 答:洗脸及颈部－上肢、胸、腹部－后颈部、背臀部－下肢、会阴、足下。

2. 答:操作前调节室温至 22～26℃间,关好门窗;水温适当不可过凉;每次操作完毕需及时轻盖毛巾被保暖;擦洗完毕及时更衣;动作利落不拖沓等。

3. 答:先脱左侧再脱右侧;先穿右侧再穿左侧。

4. 答:参见本模块任务二操作流程之按摩步骤。

5. 答:应按摩骨突受压部位如骶尾部、足跟、肩胛、肘部等处。

6. 答:因为皮肤发红处已显示皮肤有损伤,再按摩可能加重损伤,正确的处理是及时减压和加强观察。

7. 答:将大毛巾对折后,再横折三折,分别绕过食指和大拇指将手掌包好呈手套状。

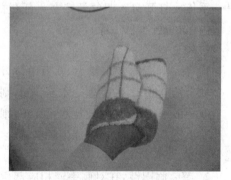

图 2－9　大毛巾手法

项目三

模块一

1. 答:应戴圆帽,头发不得外露;另外需洗手、剪指甲;不佩戴任何饰物;穿手术室专用的手术服;规范戴口罩等。

2. 答:错误,因为戴口罩的目的就是防止飞沫污染无菌物品或保护自身不被污染,露出鼻子将有利于飞沫的传播和自身被经呼吸道传播的病菌感染。

3. 答:洗手主要是使细菌的数目减少,但不能杀灭细菌;消毒手则是消灭手上致病菌的繁殖体,使其达到无害化程度。

4. 答:洗手七步法为掌心擦掌心→十指交叉掌心擦掌心→掌心擦掌背→两手互握互擦指背→指尖摩擦掌心→拇指在掌中旋转→揉搓手腕,每个步骤来回至少 10 次,两手交叉清洗。

模块二

1. 答:若为消毒液浸泡消毒,消毒液面需超过轴节以上 2~3cm。每个容器内只能放一把配套的无菌持物钳。无菌持物镊手持上 1/3 段;取放无菌持物钳时,尖端闭合,待消毒液滴尽再夹取无菌物品;不可触及容器口缘及溶液面以上的容器内壁;手指不可触摸浸泡部位。使用时保持尖端向下,不可倒转向上,以免消毒液倒流污染尖端。用后立即放回容器内,并将轴节打开。无菌持物钳及其浸泡容器需每周消毒灭菌 1 次,并更换消毒溶液及纱布。外科病室应每周灭菌 2 次,手术室,门诊换药室或其他使用较多的部门,应每日灭菌 1 次。

2. 答:在未污染的前提下,无菌包、无菌容器的有效期为 1 周,打开后为 24 小时;无菌盘的有效期为 4 小时;无菌手套的有效期未污染为 1 周,使用后无效;无菌溶液打开后的有效期为 24 小时。

3. 答:无菌持物钳:消毒液浸泡面以下及泡镊筒内面;无菌容器:容器内面及盖内面;无菌包:包内面;无菌盘:治疗巾内面;无菌溶液:瓶塞内面及瓶口和瓶内;无菌手套:手套外面及翻折处内面。

4. 答:先检查无菌包外标签、有效期和包布质量,然后解开系带挽结,一手托住无菌包,另一手依次打开包布四角翻转塞入托包的手掌内,准确地将包内物品放入无菌容器或无菌区域内(勿触碰容器口缘),盖好。

模块三

1. 答:如青霉素 1 瓶为 80 万单位,注入 4ml 生理盐水,则 1ml 含 20 万单位。

取上液 0.1ml,加生理盐水至 1ml,则 1ml 含 2 万单位。

取上液 0.1ml,加生理盐水至 1ml,则 1ml 含 2000U。

取上液 0.1~0.25ml,加生理盐水至 1ml,则 1ml 含 200~500U,每次配制时均需将溶液混匀。

2. 答:假阳性,在对侧手臂相应部位做对照试验。

3. 答:青霉素过敏性休克的急救措施有:

1)立即停药,使患者平卧,以利于脑部血液供应,就地抢救,注意保暖。

2)立即皮下注射 0.1％盐酸肾上腺素 0.5~1ml,幼儿酌减。如症状不缓解,可每隔 30 分钟再皮下或静脉注射 0.5ml,直至脱离危险期。

3)给予氧气吸入,改善缺氧症状。呼吸受抑制时,应立即进行口对口人工呼吸,并肌肉注射尼可刹米或山梗菜碱等呼吸兴奋剂。喉头水肿影响呼吸时,应立即准备气管插管或配合施行气管切开术。

4)根据医嘱给药,给予地塞米松 5~10mg 静脉推注或氢化可的松 200mg 加 5％~10％葡萄糖液 500ml 静脉滴注,此药有抗过敏作用,能迅速缓解症状。并根据病情给予血管活性药物(如多巴胺、间羟胺等)、纠正酸中毒和抗组织胺类药物等。

5）如发生心跳骤停,立即行胸外心脏按压,同时施行人工呼吸。

6）密切观察患者的意识、生命体征、尿量及其他临床变化,并做好病情动态的记录。患者未脱离危险期,不宜搬动。

4. 答:在实施肌内注射的过程中,应该掌握如下无痛注射的技巧:

（1）解除患者思想顾虑,分散其注意力。

（2）协助患者取合适体位,使肌肉松弛,易于进针。

（3）注射时做到"二快一慢",即进针快和出针快,推药慢,注药速度均匀。

（4）注射刺激性较强的药物,选用针头宜粗长,进针宜深,否则易造成注射部位硬结和疼痛。

（5）选择合适的注射器和针头,远离神经、骨突、硬结和瘢痕部位。

（6）同时注射多种药液时,应先注射刺激性较弱的药液,然后注射刺激性较强的药液,同时注意药物配伍禁忌。

5. 答:应交替更换注射部位,并且局部适当做热敷。

6. 答:（1）十字法　从臀裂顶点向左或向右引一水平线,再以髂嵴最高点作一垂线,将一侧臀部分为四个象限,其外上象限并避开内角为注射区。

（2）联线法　取髂前上棘和尾骨连线的外1/3处即为注射部位。

7. 答:皮下注射法针头刺入角度是与皮肤呈$30°\sim40°$,过瘦者可捏起注射部位,刺入针梗的1/2或2/3;针头刺入角度不宜超过$45°$,可刺入肌肉层,可能会引起药物的吸收速度过快。

8. 答:某些疫苗、胰岛素、盐酸肾上腺素等药物的注射可用皮下注射法。

模块四

1. 答:将考虑PICC。因为该患者的静脉给药为化疗药物对血管的刺激性大,化疗的周期长,所以为了减少化疗药对血管的刺激以及减少反复穿刺给患者带来的痛苦,PICC是最合适的选择。

2. 答:$100\times15/60=25$(滴/分)

最可能发生了针头阻塞,应该拔针更换针头重新穿刺。

3. 答:最严重的输血反应是溶血反应。

常见原因有:输入了异型血,输入了变质血等。

预防:认真做好血型鉴定和交叉配血试验;输血前认真查对,杜绝差错事故的发生;严格遵守血液保存规则,不可使用变质血液。

4. 答:发生了枸橼酸钠中毒反应,是因为输入了大量的库存血引起的。因为大量输血使枸橼酸钠大量进入体内,如果患者的肝功能受损,枸橼酸钠不能完全氧化和排出,而与血中的游离钙结合使血钙浓度降低。护理时应注意,遵医嘱常规每输入库存血1000ml,静脉注射10％葡萄糖酸钙或氯化钙10ml,以补充钙离子,防止低钙发生,同时需要严密观察患者的情况。

模块五

1. 答:接触传染病患者的隔离衣清洁面是:衣领内外面,隔离衣内面;若为保护性隔离,则是衣领内外面,隔离衣外面为清洁的。

2. 答：一般每周更换 1 次；严密隔离每次更换；隔离衣一旦破损或潮湿应立即更换。

3. 答：① 系领子时污染的袖口不可触及衣领、面部和帽子。② 隔离衣应每日更换一次，污染或沾湿随时更换。③ 隔离衣挂在半污染区，清洁面向外；挂在污染区则污染面向外。④ 穿好隔离衣不得进入清洁区，避免接触清洁物品。

4. 答：因传染病病房视为污染区，所以应将隔离衣外面朝外悬挂，并注意不要露出内面。

项目四

模块一

1. 答：用氧时应做到"四防"：防震、防火、防热、防油。防震：如搬运氧气瓶时防止撞击、震动；防火、防热：氧气筒应放在阴凉处，氧气源周围严禁烟火及易燃品，距离明火至少 5m 以上，距离暖气至少 1m 以上，以防引起火灾。防油：氧气表螺旋口不要上润滑油，不用带油的手装卸氧气表。

2. 答：适合用文丘里面罩给氧。因为该患者为慢性缺氧，不能快速纠正缺氧，否则会导致呼吸抑制，所以该患者应当适合低浓度持续给氧。文丘里面罩能够提供准确的吸入氧分数，对于该患者尤其适合。

模块二

1. B **2.** B

模块三

1. D

2. 不正确，因为超声雾化过程会产生热量，水温过高易损坏机器，故一般水槽内装冷水，当水温超过 60℃，应更换蒸馏水。

项目五

模块一

1. A

2. 答：男性尿道较长，全长约 18～20cm。其特点为全程存在三个狭窄（尿道内口、膜部和尿道外口）和两个弯曲（耻骨下弯和耻骨前弯）。由于耻骨下弯不可变化，但耻骨前弯可在阴茎向上提起时消失，因此在为男性患者导尿时，应先上提阴茎，使此弯消失以利插管。

3. 答：女患者初步消毒的顺序为自上而下、由外向内，依次消毒阴阜、大阴唇、小阴唇、尿道口，每个棉球只用一次，并避免接触肛门；再次消毒的顺序为自上而下、由内向外再向内，依次消毒尿道口、两侧小阴唇、尿道口，每个棉球只用一次。

模块二

1. A。

2. A。

3. B。

4. E。

5. 为 50％硫酸镁溶液 30ml＋甘油 60ml＋温开水 90ml。

模块三

1. E。

2. E。

3. 答：排空膀胱可降低膀胱内压,便于冲洗液顺利进入膀胱。有利于药液与膀胱内壁充分接触,并保持有效浓度。

模块四

1. E。

2. 答：保留肛管的时间不能超过 20 分钟,以防降低肛门括约肌的反应,甚至导致肛门括约肌永久性松弛。

项目六

鼻饲模块

1. 答：不能。原因一：有些昏迷患者会有较长时间未进食,胃液分泌量不多(排除应激性溃疡患者),因此能顺利抽出胃液的情况不多见。原因二：目前临床使用的带导丝胃管管腔细,管子相对较长,抽吸阻力大,若加上胃管头端不能位于胃液面以下,因此也是不容易抽到胃液。所以不能简单就此认为胃管不在胃内。

2. 答：不能。因为插管时胃管可能会误入气管,加之深昏迷患者咳嗽反射消失,胃管即使误入气管也不见得会引起咳嗽反应,所以抽出液体也不足为奇。但要分辨是胃液还是气管内分泌物,可以结合以下方法来综合判断：① 首先要仔细观察抽出的液体,从其量、颜色、性状等方面区分。通常情况下,气管分泌物量少、颜色较浅淡、带有泡沫且较粘稠；胃液量相对较多、颜色淡黄、不带泡沫且较稀薄。② 测 pH 值法：气管内分泌物 pH 值为 7.73,胃液 pH 值为 3.90。当抽吸液 pH 值≤4,判断胃管在胃内是可靠的。但要确保抽吸胃液前不能从胃管内注入可能改变胃液 pH 值的药物或食物。③ 听气过水声或胃管置于水中后有无气泡溢出。④ 如上述方法均不能准确判断,可利用该鼻胃管 X 线显影的特点行胸透以期最后确定,此法是最直观的。

3. 答：不要急于重新插管,应考虑到腹胀患者也有可能排出气体,或者注射器打入空气太多造成的气体外排。此时可观察胃管末端在水中有没有出现随呼吸波动的水柱,如果有,则证明胃管误入气管,应重插；或抽吸并观察抽出液体的性状特点是否有别于胃液,在确定是气管内分泌物后也应拔除胃管重插。

项目七

模块一

1. 答：(1)家庭冷疗用品：最快速简便的是使用流动的自来水来冷却局部温度,如烫伤时持续冲洗或浸泡 30 分钟到 1 个小时,能控制高温向皮肤深处渗透,从而减少烫伤面积。平日在家中可用不透水的塑料袋、一次性橡胶手套或矿泉水瓶灌入水扎紧放冰箱里冻成块,可作为紧急情况下冷敷或体温升高时降温使用。但要注意刚从冰箱冷冻室里取出来的冰块的温度一般都远低于 0℃,此时的冰袋用于身体上,操作不当有导致局部冻伤的可能；第二个细节是冰袋与患部匹配的问题——硬邦邦的冰块放在冰袋里头,没有可塑性的外形是无法与体表轮廓相匹配的,不伏贴的结果往往无法对局部起到均匀冷敷的作用,使冷疗的效果大打折扣。因此最好先敲碎冰块,再加少量水加入冰袋中形成冰水混合物,可使水温保持在相对稳定的 0℃,既能达到冷疗效果又能较有效地预防冻伤。同时,以冰水混合物为填充物的冰袋,其外形也可以随着人体外形自行伏贴,改进了纯冰块冰袋无法塑形的缺陷,对于一些外形不平坦的关节部位尤其适用。(2)家庭热疗用品:微波炉是很好的加热工具,可将毛巾弄湿拧至不滴水后微波加热 2 分钟,拿出后用保鲜膜包好后放局部热敷,即快速方便又可保温较长时间。此外,电热型的保温袋也是不错的家庭热疗物品。

2. 答:(1)鼻出血时先将头稍向前面低一些。同时可用浸有冷水的毛巾敷在头部、颈部或鼻根部可刺激鼻黏膜血管收缩并减慢血流速度,利于止血。

(2)牙痛时用冷盐水漱口几遍或用冰袋冷敷颊部,疼痛即可缓解。

(3)运动扭伤时常见冷疗法有三种:① 冷水冲洗浸泡:最简单的冷疗方法,适用于肢体远端损伤,但效果欠佳,只适用于简易处理过程中。这种方法的好处在于方便,但不足的地方也很明显,水温容易随环境温度波动不易控制,而且受体位限制,躯干及肢体近端等处不方便使用。② 冷喷雾:最快速的制冷方法,多用现成的冷镇痛喷雾剂(氯己烷等)做局部喷射,这种器材目前在很多体育用品店或药店均可买到。操作方法是将喷雾剂与皮肤垂直,距离 30～40cm,喷射 8～10 秒,至皮肤出现一层"白霜",根据病情停止喷射 20 秒后可再喷射,建议现场处理时使用不超过 3 次。喷雾完成后,如能配合进行局部加压包扎效果将更好。③ 冰按摩:冰按摩对于深部肌肉损伤而言是最有效的冷疗方式,特别是在肌肉比较丰厚的部位损伤时,对患部深层的冷敷是非常必要的。操作时用冰或冰袋直接在局部进行按摩使患部痛觉逐渐减退,注意避免冻伤,建议单次使用不要超过 20 分钟。④ 冰袋冷敷:是最常用的冷疗方式,一般在伤后 24～48 小时内可间歇地、反复地进行,但部分患者可以经历疼痛—略微麻木—稍微刺痛—疼痛消失的过程,建议每次冷冻 15～20 分钟,如疼痛减轻快亦可将时间缩短,间隔约 40～60 分钟可以再重复敷。

模块二

1. 答:不正确。临床上为了防止患者因意识不清或其他原因而发生坠床、撞伤、抓伤等意外,确保患者安全,特别是神经外科患者常有躁动、谵妄等精神症状时,常采用普通布制约束带通过束手、束脚、束胸、束肩达到制动的目的。故应该严格掌握保护具应用的适应证,不能以约束患者方便护士操作为目的。

模块三

1. 答:应在医生开出死亡诊断书和家属许可后,尽快进行,以防尸体僵硬。

2. 答:(1) A (2) E

模块四

1. 答:这种说法不正确。因为约束带是一种保护患者安全的装置,应用其主要目的是保护躁动者、或有自伤或坠床的危险的患者。

模块五

1. B

2. BDE

模块六

1. 答：每次灌入量以 300～500ml 为宜,液量一次不可超过 500ml,因灌入过多:(1)可由口鼻腔内涌出而引起窒息危险。(2)易发生胃扩张。(3)突然胃扩张易兴奋迷走神经引起反射性心跳骤停。(4)可使胃内压升高,促使毒物进入肠道,增加毒物吸收。

2. A

模块六

1. 答：造成呼吸骤停的原因主要包括溺水、卒中、气道异物阻塞、吸入烟雾、药物过量、雷击、电击、窒息、创伤、心肌梗死以及各种原因引起的昏迷。造成心跳骤停的原因包括各种器质性心血管疾病;严重创伤、大出血、气道阻塞;溺水、触电、中毒等各种意外事故。

2. C

附录 2 基础护理操作常用物品图示

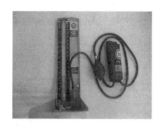

附图 2-1 水银血压计

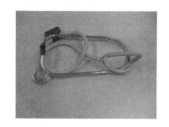

附图 2-2 听诊器

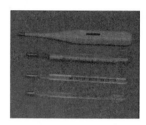

附图 2-3 体温计

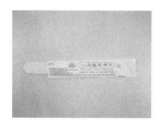

附图 2-4 压舌板

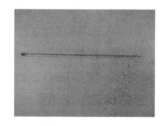

附图 2-5 水温计

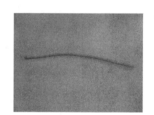

附图 2-6 压脉带

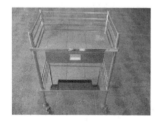

附图 2-7 治疗推车

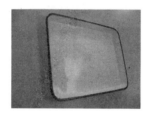

附图 2-8 治疗盘

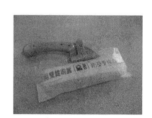

附图 2-9 床刷

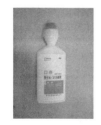

附图 2-10 漱口液

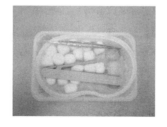

附图 2-11 一次性口腔护理盘

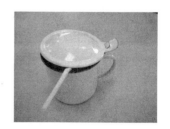

附图 2-12 水杯及吸水管

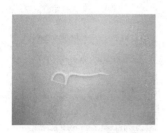

附图 2 - 13 牙线

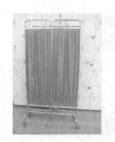

附图 2 - 14 屏风

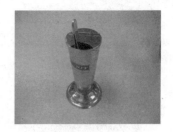

附图 2 - 15 持物镊

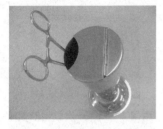

附图 2 - 16 持物钳和泡镊筒

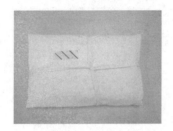

附图 2 - 17 无菌包

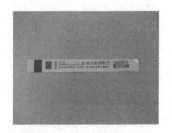

附图 2 - 18 化学指示卡

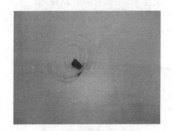

附图 2 - 19 头皮针

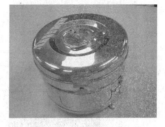

附图 2 - 20 无菌贮槽

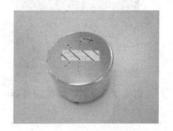

附图 2 - 21 无菌针盒

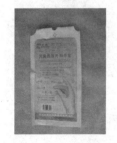

附图 2 - 22 无菌手套

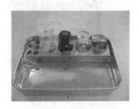

附图 2 - 23 三联盘

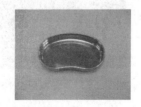

附图 2 - 24 弯盘

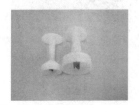

附图 2 - 25 启瓶器

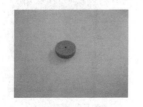

附图 2 - 26 砂轮

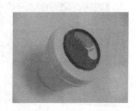

附图 2 - 27 锐器盒

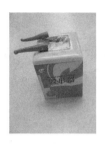

附图 2 - 28　毁形器

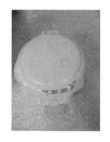

附图 2 - 29　污物桶

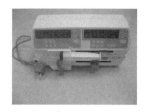

附图 2 - 30　微量注射泵

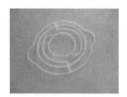

附图 2 - 31　输液网套

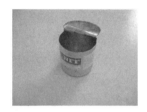

附图 2 - 32　污物杯

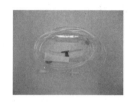

附图 2 - 33　一次性输液器

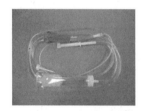

附图 2 - 34　一次性输血器

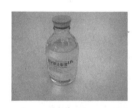

附图 2 - 35　玻璃瓶装 NS

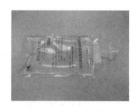

附图 2 - 36　软袋 NS

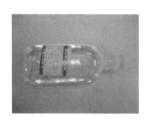

附图 2 - 37　塑料瓶装 NS

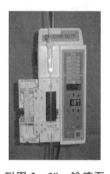

附图 2 - 38　输液泵

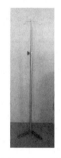

附图 2 - 39　输液架

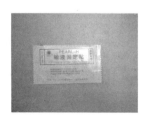

附图 2 - 40　输液固定贴

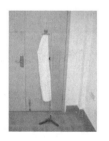

附图 2 - 41　隔离衣

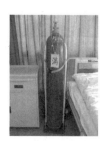

附图 2 - 42　氧气筒

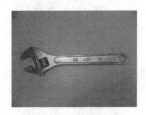

附图 2-43 扳手

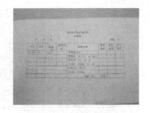

附图 2-44 医嘱本

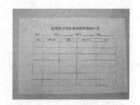

附图 2-45 药物执行单

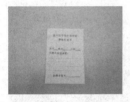

附图 2-46 输液瓶贴

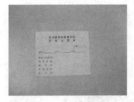

附图 2-47 给氧记录单

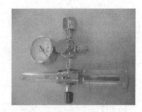

附图 2-48 普通氧气表

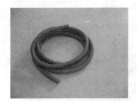

附图 2-49 连接管

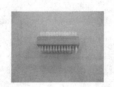

附图 2-50 手刷

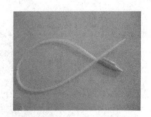

附图 2-51 一次性吸痰管

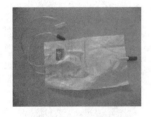

附图 2-52 尿袋

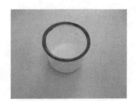

附图 2-53 小药杯

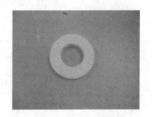

附图 2-54 胶布

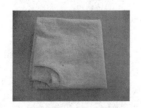

附图 2-55 洞巾

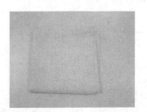

附图 2-56 一次性中单

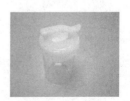

附图 2-57 尿杯

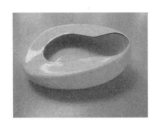

附图 2 - 58 便盆

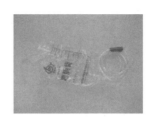

附图 2 - 59 一次性灌肠袋

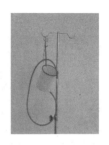

附图 2 - 60 灌肠筒

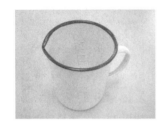

附图 2 - 61 量杯

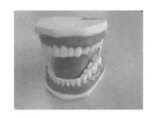

附图 2 - 62 口腔护理模型

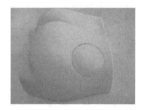

附图 2 - 63 肌内注射模型

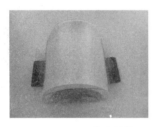

附图 2 - 64 手臂注射模型

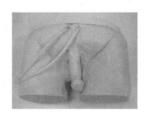

附图 2 - 65 男患者导尿模型

（吴永琴）

附录 3 部分基础护理技术操作评分标准

铺备用床评分标准

序 号	评价内容	分 值	学生自评	学生互评	教师评价
1	操作准备（自身、用物、环境）	10			
2	核对	5			
3	节力原则	15			
4	操作效果（正确翻转床垫；大单平整无皱折；四角紧扎手法正确；被套内外平整无虚边；中线对齐；枕头充实开口背门；放回桌椅等）	35			
5	用物处理	5			
6	步骤正确及操作流畅（虚动作）	10			
7	相关理论知识（目的、注意事项）	10			
8	洗手	5			
9	应变能力及态度	5			
	总评	100			

操作中存在问题记录

铺麻醉床评分标准

序 号	评价内容	分 值	学生自评	学生互评	教师评价
1	操作准备(自身、用物、环境)	10			
2	核对	5			
3	节力原则	15			
4	操作效果(正确检查或翻转床垫;大单平紧;折角美观扎实;两条中单叠放正确;被套内外平整无虚边;中线对齐;枕头充实开口背门;被筒按需折叠;备麻醉盘等)	35			
5	用物处理	5			
6	步骤正确及操作流畅	10			
7	相关理论知识(目的、中单距离、麻醉盘用物、与备用床异同点)	10			
8	洗手	5			
9	应变能力及态度	5			
	总评	100			

操作中存在问题记录

测量生命体征评分标准

序 号	评价内容	分 值	学生自评	学生互评	教师评价
1	操作准备(自身、环境、患者;用物,检查体温计、血压计方法正确)	10			
2	核对解释,评估影响因素	10			
3	节力原则	5			
4	爱伤观念	5			
5	沟通交流(指导患者配合)	10			
6	操作效果(正确放置体温计、血压计;测量体温、脉搏、呼吸、血压的方法和记录正确等)	20			
7	用物处理	5			
8	步骤正确及操作流畅	10			
9	相关理论知识(目的、影响因素及注意事项)	10			
10	洗手记录	10			
11	应变能力及态度	5			
	总评	100			

操作中存在问题记录

卧床病人更换床单评分标准

序　号	评价内容	分　值	学生自评	学生互评	教师评价
1	操作准备（自身、用物、患者、环境）	10			
2	核对解释	5			
3	节力原则	15			
4	爱伤观念（保暖、安全）	10			
5	沟通交流	5			
6	操作效果（同铺床法）	20			
7	用物处理	5			
8	步骤正确及操作流畅	10			
9	相关理论知识（各单布屈卷方向；操作目的、注意事项等）	5			
10	洗手记录	10			
11	应变能力及态度	5			
	总评	100			

操作中存在问题记录

口腔护理评分标准

序　号	评价内容	分　值	学生自评	学生互评	教师评价
1	操作准备(自身、用物、环境、患者)	10			
2	核对解释	5			
3	爱伤观念(体位、漱口等)	10			
4	沟通交流	10			
5	操作效果(假牙护理;昏迷患者清点棉球;绞干棉球手法;湿度适宜;夹紧棉球;擦洗方法和顺序;无遗漏等)	30			
6	用物处理	5			
7	步骤正确及操作流畅	10			
8	相关理论知识(漱口液种类、目的、注意事项)	10			
9	洗手记录	5			
10	应变能力及态度	5			
	总评	100			

操作中存在问题记录

床上洗发评分标准

序号	评价内容	分值	学生自评	学生互评	教师评价
1	操作准备(自身、用物、环境、病人)	10			
2	核对解释	5			
3	节力原则	5			
4	爱伤观念(保暖,安全)	10			
5	沟通交流	10			
6	操作效果(头发清洁;及时干发;患者舒适等)	25			
7	用物处理	5			
8	步骤正确及操作流畅	10			
9	相关理论知识(目的、注意事项)	10			
10	洗手记录	5			
11	应变能力及态度	5			
	总评	100			

操作中存在问题记录

床上擦浴评分标准

序 号	评价内容	分 值	学生自评	学生互评	教师评价
1	操作准备（自身、用物、环境、病人）	10			
2	核对解释	5			
3	步骤正确及操作流畅	10			
4	爱伤观念（保暖、隐私）	15			
5	沟通交流（指导配合）	10			
6	操作效果（按需给便盆；小毛巾包裹方法正确；擦洗全身顺序、方法正确；及时更衣并按需给予皮肤按摩等）	20			
7	相关理论知识（水温、室温、擦浴时间等注意事项）	10			
8	用物处理	10			
9	洗手记录	5			
10	应变能力及态度	5			
	总评	100			

操作中存在问题记录

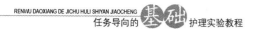

背部护理评分标准

序 号	评价内容	分 值	学生自评	学生互评	教师评价
1	操作准备(自身、用物、环境、病人)	10			
2	核对解释	5			
3	节力原则	5			
4	爱伤观念(保暖、安全)	10			
5	沟通交流	10			
6	操作效果(检查皮肤、清洁背部和按摩手法正确;更衣等)	25			
7	用物处理	5			
8	步骤正确及操作流畅	10			
9	相关理论知识(发红处禁止按摩;目的;水温等)	10			
10	洗手记录	5			
11	应变能力及态度	5			
	总评	100			

操作中存在问题记录

无菌技术评分标准

序 号	评价内容	分 值	学生自评	学生互评	教师评价
1	操作准备(自身、用物、环境)	10			
2	核对(操作前检查)	10			
3	操作效果(物品摆放合理;尽量减少跨越无菌区;取放无菌持物钳和镊、打开和包回无菌包、无菌容器打开和夹取物品、无菌盘的折叠、冲洗和倾倒无菌溶液、消毒瓶口、戴脱无菌手套等方法正确)	30			
4	用物处理	5			
5	步骤正确及操作流畅	10			
6	相关理论知识(七步洗手法;各无菌物品的有效期、无菌面;注意事项)	10			
7	洗手记录	5			
8	应变能力及态度	5			
9	违反无菌原则	15			
	总评	100			

操作中存在问题记录

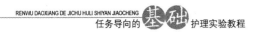

穿脱隔离衣评分标准

序 号	评价内容	分 值	学生自评	学生互评	教师评价
1	操作准备(自身卷袖过肘、用物)	10			
2	操作效果(检查有无潮湿、破损和长短;操作时能分清隔离衣清洁面与污染面,不污染清洁面或清洁的手;系腰带方法正确;刷手方法正确;能按需折叠隔离衣;避污纸的使用等)	40			
3	用物处理	5			
4	步骤正确及操作流畅	15			
5	相关理论知识(刷手、消毒手的注意事项;隔离衣的清洁区域;目的)	15			
6	洗手、脱口罩	10			
7	应变能力及态度	5			
	总评	100			

操作中存在问题记录

各种注射法评分标准

序　号	评价内容	分　值	学生自评	学生互评	教师评价
1	操作准备(自身、用物、环境)	5			
2	核对(配药和注射前、中、后)、解释	15			
3	无菌原则(无污染)	10			
4	爱伤观念	5			
5	沟通交流(指导配合)	5			
6	操作效果(铺无菌盘方法正确;抽吸药液无遗漏、无污染;配制皮试液方法、患者体位摆放、注射部位定位、消毒方法、进针角度及方法正确;结果观察及处理等)	30			
7	用物处理	5			
8	步骤正确及操作流畅	10			
9	相关理论知识(进针角度、深度;操作目的和注意事项等)	5			
10	洗手记录	5			
11	应变能力及态度	5			
	总评	100			

操作中存在问题记录

密闭式输液输血法评分标准

序　号	评价内容	分　值	学生自评	学生互评	教师评价
1	操作准备（自身、用物、环境）	5			
2	核对解释（操作前、中、后）	15			
3	无菌原则（无污染）	15			
4	沟通交流（指导配合）	5			
5	操作效果（加药、插输液器正确无污染；一次排气成功；一针见血；及时换瓶；观察反应；拔针方法正确；输血两人核对等）	20			
6	用物处理	5			
7	步骤正确及操作流畅	15			
8	相关理论知识（滴速调节原则；输血三查八对；操作目的等）	10			
9	洗手记录	5			
10	应变能力及态度	5			
	总评	100			

操作中存在问题记录

氧气疗法评分标准

序　号	评价内容	分　值	学生自评	学生互评	教师评价
1	操作准备（自身、用物、环境、患者）	10			
2	核对解释	5			
3	节力原则（推氧气筒、安装氧气表等）	5			
4	爱伤观念	5			
5	沟通交流	10			
6	操作效果（氧气表安装无漏气；流量调节正确；固定美观牢固；做好用氧记录；观察氧疗效果；停氧步骤正确；中途调节氧流量等）	25			
7	用物处理	5			
8	步骤正确及操作流畅	10			
9	相关理论知识（目的、注意事项）	10			
10	洗手记录	5			
11	应变能力及态度	10			
	总评	100			

操作中存在问题记录

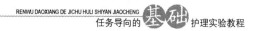

经气管切开处吸痰评分标准

序　号	评价内容	分　值	学生自评	学生互评	教师评价
1	操作准备(自身、用物、环境、患者)	5			
2	核对解释	5			
3	无菌原则(倾倒无菌溶液;戴无菌手套;保持右手无菌)	20			
4	爱伤观念	10			
5	操作效果(正确检查吸引器性能;评估患者呼吸方法正确;衔接吸痰管无污染;吸痰手法正确;痰液黏稠者能正确处理等)	25			
6	用物处理	5			
7	步骤正确及操作流畅	10			
8	相关理论知识(目的、注意事项、吸引器负压、吸引时间、吸痰次数等)	10			
9	洗手记录	5			
10	应变能力及态度	5			
	总评	100			

操作中存在问题记录

导尿评分标准

序　号	评价内容	分　值	学生自评	学生互评	教师评价
1	操作准备(自身、用物、环境)	10			
2	核对解释	5			
3	无菌原则(戴无菌手套、不跨越无菌区、不污染无菌物品)	15			
4	爱伤观念(保暖、隐私)	5			
5	沟通交流(指导配合)	10			
6	操作效果(外阴消毒方法正确;用物摆放合理;检查导尿管方法正确;导尿管插入深度合适;正确接尿或留取尿标本等)	20			
7	步骤正确及操作流畅	10			
8	相关理论知识(男女患者尿道特点、操作目的和注意事项)	5			
9	用物处理	5			
10	洗手记录	10			
11	应变能力及态度	5			
	总评	100			

操作中存在问题记录

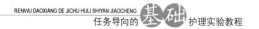

大量不保留灌肠评分标准

序　号	评价内容	分　值	学生自评	学生互评	教师评价
1	操作准备(自身、用物、环境、病人)	5			
2	核对解释	5			
3	节力原则	5			
4	爱伤观念(动作轻柔)	10			
5	沟通交流,及时观察与指导	15			
6	操作效果(灌肠筒高度、溶液温度适宜;正确润滑和排气;插入深度适宜;自身保护)	20			
7	步骤正确及操作流畅	10			
8	相关理论知识(灌肠筒高度、溶液温度、插入深度;目的;特殊情况如液面不下降、便意、腹痛的处理等)	15			
9	用物处理	5			
10	洗手记录	5			
11	应变能力及态度	5			
	总评	100			

操作中存在问题记录

鼻饲法评分标准

序 号	评价内容	分 值	学生自评	学生互评	教师评价
1	操作准备(自身、用物、患者)	10			
2	核对解释	5			
3	爱伤观念	10			
4	沟通交流	10			
5	操作效果(正确检查鼻饲管并润滑;插管深度正确;正确判断胃管在胃内;鼻饲营养液方法正确;固定正确美观等)	25			
6	步骤正确及操作流畅	10			
7	相关理论知识(鼻饲液温度、量、操作目的、注意事项等)	15			
8	用物处理	5			
9	洗手记录	5			
10	应变能力及态度	5			
	总评	100			

操作中存在问题记录

(吴永琴,杨晔琴,傅静)

参 考 文 献

1.《传染性非典型肺炎诊疗工作中医务人员防护指南(试行)》.卫生部办公厅,2008,5

2. 李小寒.基础护理学.第4版.北京:人民卫生出版社,2007

3. 李小萍.基础护理学.第2版.北京:人民卫生出版社,2008

4. 王秀芹.护理技术操作程序与质量管理标准.杭州:浙江大学出版社,2007

5. 艾美莲,花响岭,胡新和.氧驱动雾化吸入与空气压缩泵雾化吸入治疗小儿哮喘的比较.当代医学,2009,15(33):11—13

6. 常荷.重型脑损伤昏迷患者鼻饲并发症护理.泰州职业技术学院学报,2010,10(1):45

7. 陈文琪,严冬梅,赵佩瑚,等.卧床患者更换床单法操作规程的改进.护士进修杂志,2002,17(11):855—856

8. 陈肖明,梁耀娥.空气压缩泵雾化治疗婴幼儿哮喘的效果观察.国际医药卫生导报,2007,13(8):35—36

9. 邝丽霞,罗颖萍,韩凤嫦,等.画体温单方法的改进.吉林医学,2009,30(16):1797

10. 牛巧云.鼻饲患者常见并发症分析及预防.山东医药,2008,48(44):85

11. 孙爱红.体温单存在的缺陷分析与干预对策.中国误诊学杂志,2008,8(14):3365—3366

12. 汤小丽.两种雾化吸入疗法佐治患儿哮喘的比较.护理与康复,2008,7(9):690—691

13. 王福玲,张灵芝,陈传蓉.骨科下肢牵引患者床上更换床单法.中医正骨,2008,20(11):69

14. 郑海岚,覃丽红,潘丽娟,等.空气压缩泵雾化治疗婴幼儿哮喘的疗效观察及护理.热带医学杂志,2004,4(5):629—630

15. 张晓霞.鼻饲患者的护理体会.当代医学,2010,16(3):134—135

16. 朱雪辉,刑丽娜.长期鼻饲患者并发症的预防护理.中国误诊学杂志,2007,7(6):1345

图书在版编目（CIP）数据

任务导向的基础护理实验教程 / 吴永琴主编. —杭州：
浙江大学出版社,2011.2(2020.7重印)
ISBN 978-7-308-08384-3

Ⅰ.①任… Ⅱ.①吴… Ⅲ.①护理学—实验—高等学
校—教材 Ⅳ.①R47-33

中国版本图书馆 CIP 数据核字（2011）第 013606 号

任务导向的基础护理实验教程

吴永琴　主编

责任编辑	阮海潮	
封面设计	卢　涛	
出版发行	浙江大学出版社	
	（杭州市天目山路 148 号　邮政编码 310007）	
	（网址：http://www.zjupress.com）	
排　版	杭州大漠照排印刷有限公司	
印　刷	杭州良诸印刷有限公司	
开　本	787mm×1092mm　1/16	
印　张	12.75	
字　数	302 千	
版 印 次	2011 年 3 月第 1 版　2020 年 7 月第 7 次印刷	
书　号	ISBN 978-7-308-08384-3	
定　价	36.00 元	